Volkmar Schneider

Brisante Fälle auf dem Seziertisch

Volkmar Schneider

Brisante Fälle auf dem Seziertisch

Zeitzeuge Rechtsmedizin

MILITZKE

Die Mehrzahl der Namen wurde aus Gründen des Personenschutzes geändert.

Militzke Verlag Reihe S

Bibliographische Information der Deutschen Bibliothek:
Die Deutsche Bibliothek verzeichnet diese Publikation in der
Deutschen Nationalbibliothek; detallierte biblioraphische Angaben
sind im Internet über http://dnb.ddb.de abrufbar.

Lektorat: Julia Lössl
Satz und Layout: Thomas Butsch
Gesetzt aus der Stone Serif
Umschlagbild und -gestaltung: Thomas Butsch
Druck: Elbe Druckerei Wittenberg GmbH

Printed in Germany
ISBN 978-3-86989-643-2

Besuchen Sie den Militzke Verlag im Internet unter:
http://www.militzke.de

Inhalt

Vorwort
9

FU-Student wird von Polizeikugel tödlich getroffen
15

Der mysteriöse Tod des Dutschke-Attentäters
Josef Bachmann
31

Todesursache: Kopfdurchschuss – Der Fall Georg von Rauch
40

Ein Skandal in der Berliner Polizeigeschichte?
51

Die Rache für den »Bloody Sunday«?
61

Wer ermordete Ulrich Schmücker?
66

Der Mord am höchsten Richter Berlins
77

Liquidation auf Mielkes Befehl?
86

Der Fall Helmut (»Fiffi«) Kronsbein
96

Berlins »Schwangere Auster« stürzt ein
103

Der Tod Klaus-Jürgen Rattays –
Absicht oder Unfall?
108

Von der Stasi unterstützt –
Terroranschlag auf das »Maison de France«
116

Der ehemalige Boxstar im Alkoholrausch –
Bubi Scholz erschießt seine Frau
123

Libyscher Terror in Deutschland –
Der Anschlag auf die Diskothek »La Belle«
135

Wann starb Beate Matteoli,
die Adoptivtochter von Lotte und Walter Ulbricht?
142

Das Mykonos-Attentat
149

Flugunfall bei der Flugschau in Johannisthal
156

33 Stunden Suche nach den Opfern –
Explosionsunglück in Berlin
162

War es wirklich Notwehr? –
Die Todesschüsse am israelischen Generalkonsulat
168

»Eine Täterin – viele Schuldige«
175

Das Röntgenbild führte zur richtigen Spur
180

Die Toten vom Strausberger Platz
185

Er bezahlte mit seinem Leben –
Der Tod des SEK-Beamten Roland Krüger
192

Der Sprung in den Tod
197

Die verdrängte Schwangerschaft
204

Schlussbemerkungen
210

Anhang
215

Anmerkungen
217

Vorwort

Auf fast 40 Jahre berufliches Leben als Rechtsmediziner in Berlin blicke ich jetzt zurück. Das war eine erlebnis- und arbeitsreiche Zeit, in der ich viel gesehen, zahlreiche Fälle selbst bearbeitet und als Gutachter vor Gericht vertreten habe. Da es sich um Fälle handelt, die auch für einen Nichtfachmann im Rückblick durchaus interessant sind, habe ich mich zu diesem Buch entschlossen.

Mitunter hatte ich das Gefühl, geschichtliche Vorgänge hautnah mitzuerleben, insbesondere nach Fall der Mauer 1989, der inzwischen zu einem historischen Ereignis geworden ist. An die Öffnung der Mauer am 9. November 1989 erinnere ich mich noch sehr gut. Das Landesinstitut für gerichtliche und soziale Medizin Berlin befand sich damals im Gebäude des Sozialgerichts an der Invalidenstraße, nicht weit entfernt von dem dortigen Grenzübergang, unmittelbar neben dem Hamburger Bahnhof. Ich sehe noch heute die vielen in den Westen strömenden überglücklichen Menschen. Ich war damals so ergriffen, dass ich den Tränen nahe war, und das will bei einem Rechtsmediziner schon etwas heißen.

Über den letzten so genannten Mauerschützenprozess wurde am 10. November 2004 in der Tagespresse, so im »Berliner Tagesspiegel« unter der Überschrift »Beihilfe zum Mord – aber die Täter bleiben straffrei«, berichtet. In meinem Beruf kam ich mit den Geschehnissen an der innerdeutschen Grenze mehrmals direkt in Berührung, da durch meine Mitarbeiter oder mich Gutachten zu erstellen waren. Für diesen Band wähle ich den Fall Michael Gartenschläger aus, der beim Abbau von Selbstschussanlagen erschossen wurde.

Seit 1967 bin ich in Berlin tätig, seit 1982/1983 in leitender Position am Institut für Rechtsmedizin der Freien Universität Berlin und am Landesinstitut für gerichtliche und soziale Medizin. Nach der Wiedervereinigung hatten wir begreiflicherweise neben unserer täglichen sonstigen Arbeit (u. a. gerichtliche Obduktionen gemäß Strafprozessordnung) viele neue Aufgaben zu erledigen, so die Begutachtung von Mitgliedern der »Führungsriege« der untergegangenen DDR, beispielsweise des ehemaligen Staatsratsvorsitzenden und Generalsekretärs des ZK der SED Erich Honecker, des Vorsitzenden des Ministerrats und Mitglieds des Politbüros des ZK der SED Willi Stoph und des Mitglieds des Politbüros des ZK der SED Prof. Kurt Hager, darüber hinaus hoher Repräsentanten der NVA. Bei den Begutachtungen ging es meist um die Haft- und Verhandlungsfähigkeit. In der Zeit, als ich Erich Honecker mehrfach und zusammen mit klinisch tätigen Kollegen zu begutachten hatte, ging in meinem Sekretariat eine Morddrohung ein, die ich damals durchaus ernst genommen habe.

Die Rechtsmedizin – 1969 erfolgte die Umbenennung von »Gerichtliche Medizin« in »Rechtsmedizin« – ruht auf vier Säulen: die Forensische Pathologie einschließlich Forensische Histologie, die Klinische Rechtsmedizin, die Forensische Toxikologie einschließlich Alkohologie und die Forensische Molekularbiologie bzw. Genetik. In manchen Instituten wird auch noch die Forensische Psychiatrie bzw. Psychologie gepflegt, so im Landesinstitut für gerichtliche und soziale Medizin Berlin, während die universitäre Forensische Psychiatrie hier in Berlin ein eigenständiges Fach mit Institut ist, das zusammen mit dem Institut für Rechtsmedizin eine gemeinsame wissenschaftliche Einrichtung bildet: Forensische Medizin. Anderenorts ist die Verkehrsmedizin noch Teil der Rechtsmedizin, so auch in den Namen der Institute verankert – zum Beispiel in Heidelberg, aber auch in Bremen. Weitere Bereiche, die wir abzudecken haben, wären die Forensische Anthropologie und die Forensische Katastrophenmedizin. Damit sind aber noch nicht alle Teilbereiche genannt.

In Berlin existiert seit Sommer 2003 nur noch eine Medizinische Fakultät, die den Namen »Charité – Universitätsmedizin Berlin« trägt. Seit dem 1. Oktober 2003 gibt es nur noch einen rechtsmedizinischen Lehrstuhl mit zwei Standorten: Campus Benjamin Franklin und Campus Charité Mitte. Die Zusammenlegung der beiden Universitätsinstitute für Rechtsmedizin (Freie Universität Berlin, Humboldt-Universität zu Berlin) erfolgte in erster Linie aus Kostengründen. Die Charité muss in den nächsten Jahren 210 Millionen Euro einsparen, und da die Personalkosten etwa 70 Prozent des Haushaltes ausmachen, kann eine Kosteneinsparung fast nur über das Personal erfolgen, wobei derzeit diskutiert wird, ob auch betriebsbedingte Kündigungen ausgesprochen werden können. In der Fusion zweier Institute liegt natürlich auch eine Chance, da dann die verschiedenen Forschungsschwerpunkte an einem Standort zusammengeführt werden können. Und dann ist es immer besser, ein voll funktionierendes, gut ausgestattetes und ausfinanziertes Institut zu haben als zwei Institute, die haushaltsmäßig nicht mehr optimal arbeiten können. Die Forschungsschwerpunkte am alten Berliner Charité-Institut lagen insbesondere auf dem Gebiet der Serologie, d. h. der Blutgruppenkunde, die Forschungsschwerpunkte am FU-Institut, das erst 1949 gegründet worden ist, auf dem Gebiete der Morphologie bzw. Neurotraumatologie.

Sowohl die universitären Einrichtungen als auch das Landesinstitut werden in Personalunion von mir geleitet. Darüber hinaus bestehen Überlegungen dahingehend, die beiden Landesinstitute in Berlin und Brandenburg mit dem Hauptsitz in Berlin zu fusionieren, allerdings weiterhin dezentral zu betreiben (z. B. bei Leichenöffnungen). Die Schwierigkeiten bestehen darin, dass die Anforderungen an Einrichtungen eines Stadtstaates und eines Flächenstaates sehr unterschiedlich sind.

Für die Rechtsmediziner sind die kurzen Wege zum Ort des Geschehens (Fundort/Tatort) wichtig, in umgekehrter Richtung gilt dies ebenso (Transport der Leichen in den Sektionssaal).

Bei der Forensischen Toxikologie geht es um den Giftnachweis an der Leiche, Proben erhalten wir aber auch aus den Krankenhäusern von Patienten, bei denen ein Vergiftungsverdacht besteht. Bei der Forensischen Molekularbiologie bzw. Genetik handelt es sich um die Untersuchung biologischer Spuren, so bei Kapitaldelikten. Gefordert sind aber auch Vaterschaftsbegutachtungen, heute natürlich ausschließlich über den Einsatz molekularbiologischer Verfahren (DNA/PCR).

Die klinische Rechtsmedizin beinhaltet die Untersuchung Lebender nach den unterschiedlichsten Gewalteinwirkungen (z. B. Körperverletzungen, insbesondere Kindesmisshandlungen, Sexualdelikte). Die drei zuletzt genannten Bereiche werden im Folgenden weitgehend ausgeklammert, sie könnten zu einem späteren Zeitpunkt Gegenstand eigener Darstellungen werden. Dies gilt auch für die immer häufiger werdenden Begutachtungen nach (fraglichen) ärztlichen Kunstfehlern bzw. Behandlungsfehlern. Diese Fälle würden inzwischen auch schon ein Buch füllen, wobei die Vorwürfe meist nicht zutreffen oder aber nicht zu begründen bzw. zu beweisen sind.

Zur Toxikologie sei gesagt, dass der klassische Giftmord heute eher selten sein dürfte, sicher auch wegen der sehr empfindlichen Nachweisverfahren, über die wir verfügen. Es gibt ausreichend Methoden, die es gestatten, Gifte auch in sehr geringen Konzentrationen nachzuweisen.

Mit Fällen von aktiver Sterbehilfe werden wir uns vielleicht in Zukunft häufiger zu befassen haben. Und im Hinblick auf die Forensische Molekularbiologie soll an dieser Stelle nur erwähnt werden, dass der erste Fall, bei dem in Deutschland der genetische Fingerprint eingesetzt wurde und möglicherweise für das Geständnis des Täters mitverantwortlich war, hier in Berlin untersucht worden ist, soweit es die Leiche betraf bzw. die Asservierung des Materials (Scheidensekret). Die weitere Bearbeitung erfolgte dann in England.[1]

Die im Folgenden dargestellten Fälle, es handelt sich bis auf einen jeweils um bereits abgeschlossene Fälle, stammen aus dem Sektionssaal und können zum Teil schon als historisch betrachtet werden. Namen und Befunde werden in dem Umfang mitgeteilt, der die Verletzung von Persönlichkeitsrechten ausschließt. Im Gegenteil, es soll mit dieser Dokumentation den Getöteten bzw. Verstorbenen ein »Denkmal« gesetzt werden. Dabei wurde sowohl auf die allgemein zugänglichen Berichte in den Medien als auch auf die entsprechenden Publikationen in der wissenschaftlichen Literatur zurückgegriffen.

Es wird kein Erstaunen hervorrufen, wenn ich auf das große Interesse der Medien an der Arbeit der Rechtsmedizin verweise, insbesondere wenn es um spektakuläre Fälle geht. Dabei bedeutet spektakulär für die Fachleute manchmal etwas anderes als für die Medienvertreter. Ein für den Rechtsmediziner vielleicht wissenschaftlich sehr interessanter Befund ruft bei Medienvertretern in der Regel wenig Erregung hervor, während Befunde, die eine Schlagzeile abgeben oder eine Panne aufdecken, leidenschaftlich aufgegriffen werden. Häufig bekommen wir aber auch Anfragen von Menschen, die einen Kriminalroman schreiben oder einen Kriminalfilm drehen wollen. So interessierten sich für den von mir herausgegebenen »Farbatlas der Rechtsmedizin«[2] nicht nur Studenten, für die er in erster Linie geschrieben wurde, sondern auch Maskenbildner und Angehörige verwandter Berufe.

Insbesondere bei so genannten spektakulären Fällen stellt man sich immer wieder die Frage, warum das, was eigentlich geheim bleiben sollte, an die Öffentlichkeit gelangte. So unternahm ich 1983 unter strikter Geheimhaltung einen Ausflug nach London in das Studio des Beatles Paul McCartney wegen einer Vaterschaftsbegutachtung. Trotz aller Geheimhaltung wurde ich aber nach Ankunft im Hotel sofort von einem Reporter aus Berlin angerufen. Und als ich mit der Blutprobe nach Berlin zurückgekehrt war, empfing mich auf dem Flughafen Tegel ein »Blitzlichtgewitter«.

Der Beruf des Rechtsmediziners kann viel Befriedigung verschaffen, ist aber nicht leicht. Er vermag sowohl körperlich wie auch mental sehr belastend zu sein, so wenn wir viele Stunden am Sektionstisch stehen bzw. die Nächte am Tatort bzw. am Leichenfundort zubringen. Aber auch die Untersuchung eines zu Tode misshandelten Kindes oder einer zerstückelten Leiche bzw. einer Leiche, die im Sommer längere Zeit im Bett gelegen hat, ist nicht jedermanns Sache. Dennoch sind mir in den fast 40 Berufsjahren nie Zweifel gekommen, die richtige Wahl getroffen zu haben. Für mich ist die Rechtsmedizin insbesondere wegen der vielen Querverbindungen zu anderen Fächern anziehend. Unser Fachvertreter in Wien, Prof. Wilhelm Holczabek, feierte anlässlich eines Vortrages in Berlin 1992 die Rechtsmedizin gar als ein herrliches Fach.

Wir erfahren zwar selten Dankbarkeit für die geleistete Arbeit, aber es ist schon befriedigend, wenn man sieht, dass durch unseren Beitrag ein Fall gelöst werden kann, so dass der Täter – bei Mord und Totschlag werden bekanntermaßen die meisten Täter ermittelt – einer gerechten Strafe zugeführt wird.

Volkmar Schneider
Berlin, im Juli 2005

FU-Student wird von Polizeikugel tödlich getroffen

Den 2. Juni 1967 und die Tage darauf werde ich sicher nie vergessen. Ich war gerade zwei Wochen am Institut für Rechtsmedizin der Freien Universität Berlin (FU) als wissenschaftlicher Mitarbeiter tätig, da geschah das für uns alle Unfassbare: Ein Student unserer Universität – die Universität war nicht einmal 20 Jahre alt – wurde bei den Anti-Schah-Demonstrationen unweit der Deutschen Oper von einer Kugel aus der Dienstwaffe eines Polizeibeamten tödlich getroffen.

In der zweiten Hälfte der 1960er Jahre war es in der Bundesrepublik und in Berlin-West wiederholt zu studentischen Protestdemonstrationen gegen den Vietnamkrieg gekommen. Die kämpferisch gesinnten Teile der Studenten kritisierten auch innere Demokratiedefizite und die Unterstützung bzw. Tolerierung diktatorischer Regime in der Dritten Welt. Zwischen den Protestierenden und Polizeikräften herrschten bereits erhebliche Spannungen. So hatte man wohl von der Polizeiführung einiges erwartet, aber nicht das, was sich dann tatsächlich ereignete.

Doch Schritt für Schritt. Der »Staatsbesuch« wurde im »Tagesspiegel« vom 2. Juni 1967 so angekündigt: »Der Schah von Persien und die Kaiserin Farah treffen heute im Rahmen ihres 9-tägigen Staatsbesuches in der Bundesrepublik in Berlin ein. Sie landen um 11.00 Uhr auf dem Flughafen Tempelhof, um 12.15 Uhr werden sie vom Regierenden Bürgermeister im Rathaus Schöneberg empfangen, wo sie sich auch in das Goldene Buch eintragen werden. Nach einer Stadtrundfahrt wird das Kaiserpaar um 16.00 Uhr vom Bundespräsidenten im Schloss Bellevue empfangen. Der Regierende Bürgermeister gibt um 18.50 Uhr einen Empfang im Schloss Charlottenburg. Den Abschluss des Tages bildet ein Besuch in der Deutschen Oper Berlin.«

Am Abend vor dem Eintreffen des Schahs in Berlin fand im Audimax der Freien Universität eine Informationsveranstaltung statt, an der sich 2 000 Studenten beteiligten. Dort wurde zu Demonstrationen am nächsten Mittag vor dem Schöneberger Rathaus und am Abend vor der Charlottenburger Oper aufgerufen.

Auch vom Konvent der FU war der Besuch des Schahs von Persien verurteilt worden. In seiner Erklärung hieß es, dass der Schah für die Verhaftung, Folterung und Erschießung persischer

Besuch des persischen Kaiserpaares in Berlin, daneben der Bundespräsident Heinrich Lübke mit seiner Frau, dahinter der Regierende Bürgermeister von Berlin, Willy Brandt, mit seiner Frau.

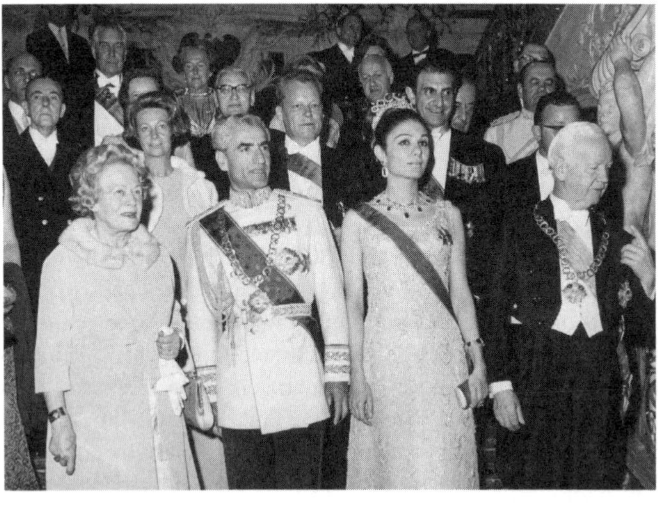

Staatsbürger, die Kritik an seinem Regime gewagt hätten, verantwortlich sei. Den persischen Studenten sei in der Heimat durch Versammlungsverbote und Kontrolle der Universitäten durch die Geheimpolizei verwehrt, zu den »Terrormaßnahmen« des Schahs Stellung zu nehmen. Die Bundesregierung trage durch ihre »sog. Entwicklungshilfe« dazu bei, die Opposition gegen die »persische Diktatur« zu unterdrücken.

Dem Polizeipräsidium waren Pläne für studentische Demonstrationen vor dem Schloss Bellevue und der Deutschen Oper bekannt geworden. Dieser Situation wurde mit einem sehr hohen Polizeiaufkommen zum Schutze des Kaiserpaares begegnet. Was dann geschah, titelte die »BZ« (Berliner Zeitung) am nächsten Tag auf ihrer ersten Seite mit: »Straßenschlacht vor der Oper«.[1] Im »Abend« war zu lesen: »Was sich gestern Abend in der Bismarckstraße abspielte, glich einer regelrechten Straßenschlacht, wobei auch Unbeteiligte in die Zusammenstöße hineingezogen wurden. Was sich daraus entwickelte, steht in der Berliner Nachkriegsgeschichte ohne Beispiel da. ›Sicherheitshalber‹ hatten die Demonstranten beider Seiten Verstärkung aus dem Bundesgebiet geholt, etwa 50 Perser [2], die schon in München ›zum Einsatz‹ gekommen waren, flogen schon vor dem Schah nach Berlin.«

In einer vom Landeskriminalamt herausgegebenen Pressemitteilung liest sich das Geschehen wie folgt:

»Im Zusammenhang mit gegen Polizeibeamte gerichtete Gewalttätigkeiten und denen ihnen geltenden polizeilichen Maßnahmen ist am 2. Juni gegen 20.30 Uhr in der Krumme Straße in Charlottenburg der Student Benno Ohnesorg, am 15. Oktober 1940 in Hannover geboren, verletzt in das Städtische Krankenhaus Moabit eingeliefert worden und dort gestorben. Ebenfalls gegen 20.30 Uhr hat ein Kriminalbeamter etwa an der gleichen Stelle von seiner Schusswaffe Gebrauch gemacht. Er befand sich zur Zeit dieses Schusswaffengebrauchs in äußerster Bedrängnis, als er bei der Durchführung einer vorläufigen Festnahme von Demonstranten lebensgefährlich angegriffen worden war. Gemäß § 159 und 163 StPO ist der Leichnam des verstorbenen Studenten Ohnesorg sichergestellt und eine Todesermittlung von der Kriminalpolizei eingeleitet worden. Entsprechend der Anregung der Kriminalpolizei hat die Staatsanwaltschaft eine richterliche Leichenöffnung beantragt. Dem Antrag ist entsprochen worden. Zum Zeitpunkt dieser Pressemeldung findet die Leichenöffnung noch statt. Nach dem bisher vorliegenden vorläufigen Befund ist der Tod auf eine Schussverletzung zurückzuführen. In dem Schädel des Verstorbenen ist ein Geschoss sichergestellt worden.«

Erst gegen Mitternacht spricht sich herum, was passiert ist. Überall macht sich Entsetzen breit. Studentische Gremien und Organisationen tagen fast in Permanenz, so im Republikanischen

Der am Boden liegende verletzte Student Benno Ohnesorg.

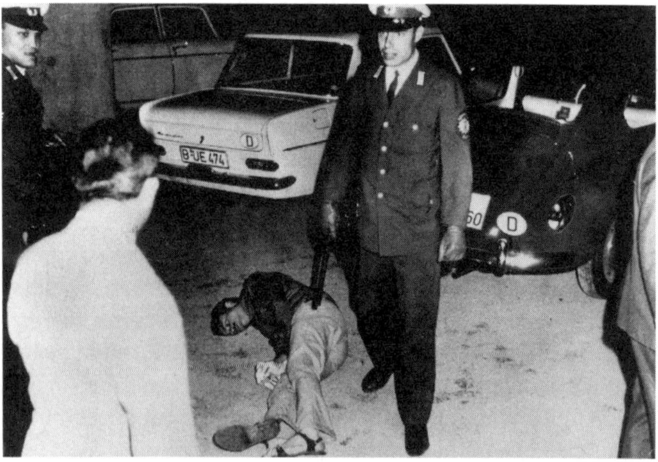

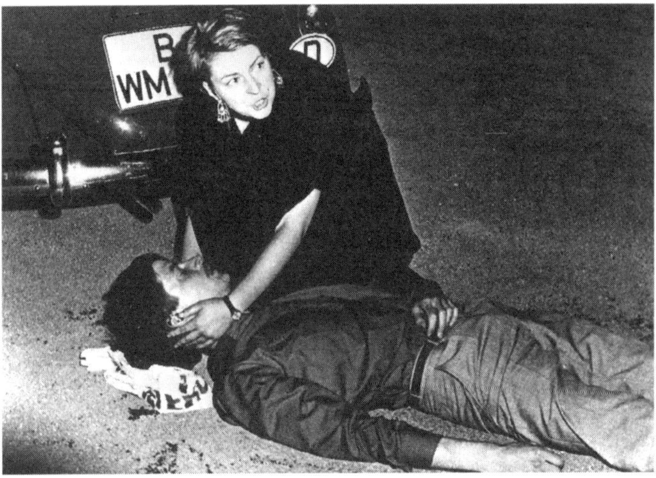

Eine junge Frau kümmert sich um den tödlich verletzten Studenten.

Der Student Benno Ohnesorg wird ins Krankenhaus gebracht.

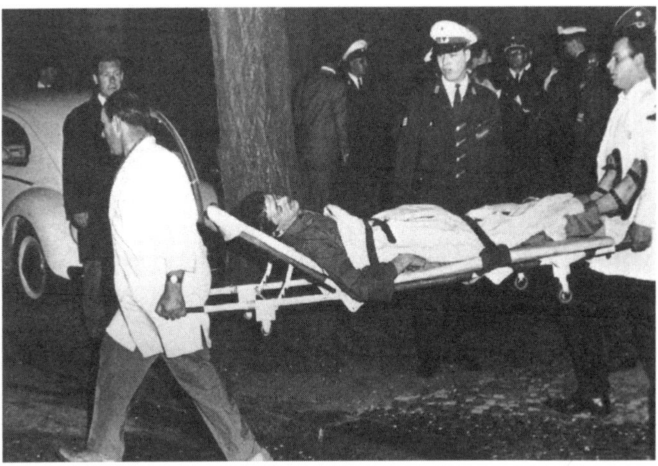

Club oder im Büro des SDS (Sozialistischer Deutscher Studentenbund).

Die in der Pressemitteilung des Landeskriminalamtes angesprochene Obduktion erfolgte durch Prof. Walter Krauland, Prof. Friedrich Bschor und mich am 3. Juni beginnend um 10.00 Uhr, aber im Hinblick auf die Sicherheitslage nicht im Universitätsinstitut am Campus der FU in Berlin-Dahlem, sondern im Leichenschauhaus in Berlin-Tiergarten in der Invalidenstraße, das seinerzeit dem Polizeipräsidenten unterstand.[3] Auf dem Campus herrschte damals große Unruhe und Verbitterung unter den Studenten, weil einer ihrer Kommilitonen bei der Demonstration vor der Deutschen Oper zu Tode gekommen war, der zudem bis dahin politisch bzw. hochschulpolitisch keineswegs zu den Aktivisten gehörte. Es handelte sich um Benno Ohnesorg, einen 26-jährigen Romanistik- und Germanistikstudenten aus Hannover, der seit 1963 in Berlin gelebt hatte. Er war früher Dekorateur und kam über den zweiten Bildungsweg zum Studium. Seine Frau, die ebenfalls Germanistik studierte, stand kurz vor dem Examen. Ohnesorg war erst seit einem Monat verheiratet. Seine Frau, die nicht an den Protesten teilgenommen hatte, erwartete im November ein Kind. Wie die Referentin für politische Bildungsarbeit im AstA (Allgemeiner Studentenausschuss), Gabriele Kuby – eine Tochter des Schriftsteller Erich Kuby – damals mitteilte, erklärte Frau Ohnesorg, ihr Mann habe zum ersten Mal an einer Demonstration teilgenommen.[4]

Der Berliner Senat untersagte am 3. Juni bis auf Weiteres alle Demonstrationen (»Wir lassen uns nicht länger von einer Minderheit terrorisieren.« – So der damalige Regierende Bürgermeister Albertz). Die große Mehrheit der Presse schob ebenfalls allein den Studenten die Verantwortung für das Geschehene zu. Den Rektoren der beiden Berliner Universitäten sicherte der Senat zu, dass er sie bis hin zum Einsatz der Polizei unterstützen werde, wenn sie von ihrem Hausrecht in den Universitäten Gebrauch machen und eine Demonstration verbieten wollen. Die Rektoren sagten zu, dass gegen alle Studenten, die an den Ausschreitungen beteiligt waren, Disziplinarverfahren eingeleitet werden. Der geschäftsführende Berliner CDU-Vorstand forderte: »Es ist höchste Zeit, dass studentische Rädelsführer, die auf Kosten der Gemeinschaft studieren, von der Universität entfernt werden.«

Mit Schreiben vom 4. Juni hat sich der AStA wie folgt an die Mitglieder des Lehrkörpers der Freien Universität gewandt: »Ein Student ist tot, ein anderer schwebt in Lebensgefahr, das ist ein Punkt, an dem man Gegensätzlichkeiten vergessen sollte, um das Gespräch wieder zu beginnen, wo es schon so lange abgebrochen ist. Der drohende Verlust der Autonomie der Freien Universität, die Gereiztheit der Berliner Bevölkerung gegen ›die Studenten‹, die Intelligenz überhaupt, muss uns dazu bringen, über unsere Lage nachzudenken. Wir müssen fragen und diskutieren, wie es zu dieser Situation gekommen ist, woher sich Ressentiments und Aggressivität speisen. Wenn wir nicht von vornherein annehmen, dass demonstrierende Studenten ›Kriminelle‹ (Polizeigewerkschaft) sind und dass das Opfer selbst schuld an seinem Tode ist, so muss die Ebene rationaler Diskussion wiedergewonnen werden. Der AStA sowie über 4 000 versammelte Studenten haben anlässlich des Todes von Benno Ohnesorg beschlossen, diese Woche die Vorlesungen nicht zu besuchen bzw. alle Dozenten dieser Hochschule zu veranlassen, sich mit den Problemen zu befassen, die oben angeschnitten sind. Wir wollen Sie herzlich bitten, in geeigneter Form in ihren Lehrveranstaltungen die Diskussion darüber zu führen.«

Die gerichtliche Obduktion, die elf Stunden nach dem Tode des Studenten durchgeführt wurde, verlief ohne Störungen. Das Ergebnis wurde gleich im Anschluss an die Obduktion in einem vorläufigen Gutachten niedergelegt, danach war der Student Benno Ohnesorg an einem Kopfsteckschuss infolge der schweren Hirnschädigung und dem damit verbundenen Blutverlust gestorben (der Krankenwagen war gegen 20.45 Uhr vor Ort, gegen 21.10 Uhr erfolgte die Aufnahme im Krankenhaus, der Tod ist um 22.55 Uhr festgestellt worden). Die Einschusswunde befand sich an der rechten Kopfseite, sieben Zentimeter

Schädeldach nach Mazeration mit den beiden Schussverletzungen rechts seitlich und links.

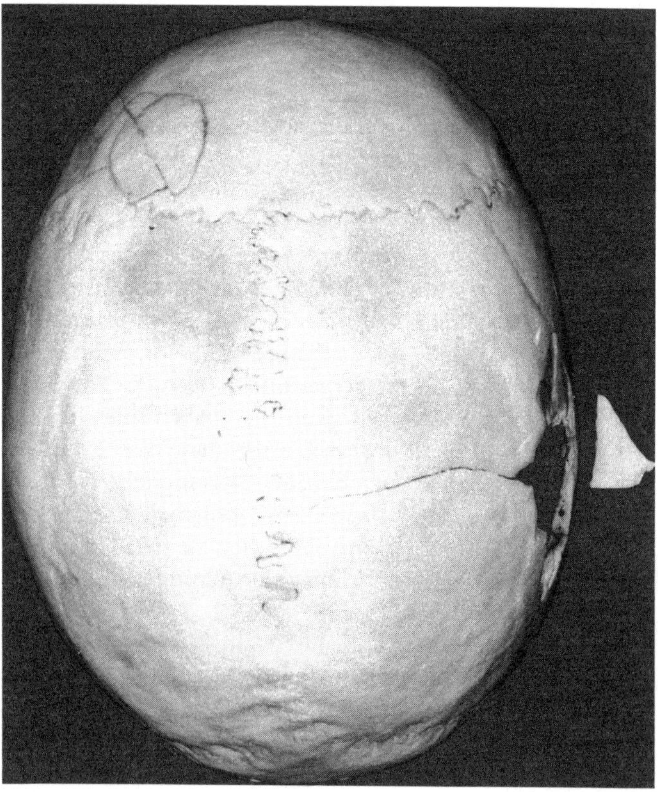

oberhalb des Ohransatzes, der Schussgang hatte von hier einen Verlauf nach links vorn und leicht ansteigend.

Am Ende fand sich ein deformiertes Mantelgeschoss vom Kaliber 7,65 Millimeter. Es fanden sich keine Hinweise für einen absoluten bzw. relativen Nahschuss. Beim absoluten Nahschuss erfolgt die Schussabgabe mit angedrückter Waffenmündung. Dabei dringen die Pulvergase in den Körper ein, was auch an einer deutlichen Schwärzung im Anfangsteil des Schusskanals erkennbar ist. Wenn dicht unter der Haut Knochen liegt, also vor allem am Schädel, entwickelt sich eine Auftreibung der Haut durch die Pulvergase (»Schmauchhöhle«) und meistens platzt die Haut entsprechend der Textur des Bindegewebes mehrstrahlig auf. Manchmal fehlt die Aufreißung der Haut beim Schuss mit aufgesetzter Waffe. Man findet stattdessen die Umrisse der Waffenmündung »als Stanzmarke«. Voraussetzung ist hierfür ein besonders starkes Anpressen der Waffe. Als relative Nahschüsse bezeichnet man solche, bei denen »Nahschusszeichen« zu finden sind. Unter Nahschusszeichen versteht man Niederschläge von Pulverschmauch oder unverbrannten Pulverteilchen an der Körperoberfläche oder an den Kleidern. Die Distanz, bis zu der Schmauch bzw. Pulverbestandteile nachzuweisen sind, hängt von der Waffe und der Munition ab.

Darüber hinaus fanden sich im Fall Ohnesorg auch Spuren stumpfer Gewalteinwirkung zum Teil in der Art von Stockschlägen.

An die Kopfsektion – nach der Strafprozessordnung sind bei einer gerichtlichen Obduktion stets alle drei Körperhöhlen zu öffnen, nämlich die Kopfhöhle, die Brusthöhle und die Bauchhöhle – kann ich mich heute nach mehr als 37 Jahren noch sehr genau erinnern. In Erinnerung habe ich ferner, dass bei der Obduktion der Rechtsanwalt Horst Mahler anwesend war, der ja in den späteren Jahren immer wieder für Schlagzeilen gesorgt hat – offensichtlich auf Bitten der Angehörigen bzw. der Witwe des erschossenen Studenten.

Man kann mit Recht sagen, dass nach dem 2. Juni 1967 hier in Berlin sowohl an den Universitäten wie auch ganz allgemein in der Stadt vieles anders wurde als man es vorher kannte. Ich selbst war damals 27 Jahre alt, nicht lange dem Studentenleben der Freien Universität Berlin entwachsen, seit drei Jahren promoviert. Mich hat das damalige Geschehen zutiefst erschüttert. Ich lernte dadurch aber auch schon früh, dass man sich als Rechtsmediziner bei seiner Arbeit in keiner Weise von Sympathie oder Antipathie leiten lassen darf. Im Seziersaal, aber auch sonst bei der Begutachtung und später bei der Gerichtsverhandlung geht es um Fakten, bei uns in erster Linie um naturwissenschaftlich begründete Fakten, aus denen in synoptischer Weise der Versuch unternommen werden muss, ein gesamtes Bild zu erstellen bzw. einen Handlungsablauf zu rekonstruieren. In Prof. Walter Krauland, der in unserem Fach die österreichische Schule vertrat, hatte ich, auch was diese Einstellung anbelangt, einen hervorragenden Lehrer. Ich selbst habe in den Jahren, in denen ich in leitender Position war, versucht, diese meinen Mitarbeitern erneut weiterzugeben.

Die Bilanz der Zwischenfälle im Zusammenhang mit dem Schahbesuch lautete: 44 Personen, darunter 20 Polizisten, wurden verletzt, die Polizisten konnten nach ambulanter Behandlung alle wieder aus dem Krankenhaus entlassen werden, 47 Personen wurden festgenommen, sie waren zum Teil bereits wegen früherer Störaktionen bekannt, nur einige traten zum ersten Mal polizeilich in Erscheinung, zwölf wurden wegen Beleidigung eines Staatsoberhauptes, fünf wegen Landesfriedensbruchs, sechs wegen Widerstandes gegen die Staatsgewalt, die übrigen wegen Aufforderung zum Ungehorsam und wegen anderer Straftaten festgenommen. Bis auf zwei wurden alle wieder entlassen.

Der Verein Deutscher Studenten ließ folgende Pressemitteilung verbreiten: »Wir distanzieren uns von jenen linksgerichteten Studentenkreisen, die für das ständige und übertriebene Demonstrieren gegen alles – ausgenommen gegen die Opfer an der Mauer – verantwortlich sind. Wir bedauern zutiefst den Tod des Studenten Benno Ohnesorg, der das erste Opfer wurde.«

In einigen Presseorganen wurden Leserbriefe veröffentlicht, die auch heute noch beim Lesen eine »Gänsehaut« hervorrufen und die deutlich zeigen, wie aufgeheizt die politische Atmosphäre war, so beispielsweise: »Berlins Arbeiter sind bestimmt nicht bereit, sich diesen Terror der Studenten länger bieten zu lassen. Sie sind schon mit ganz anderen Problemen fertig geworden.« Oder: »Den Schaden hat die Bevölkerung insgesamt, an der Spitze die Berliner Geschäftswelt, denn Besucher werden es in Zukunft kaum noch riskieren, sich hier von Studenten belästigen, beleidigen und anpöbeln zu lassen, wie es in letzter Zeit mehrfach vorgekommen ist.« Oder: »Wir Bürger haben es endgültig satt, von der Roten Garde der Studentenschaft terrorisiert zu werden. Berlin und insbesondere die sog. ›Freie Universität‹ wird bald in aller Welt als Brutstätte des Bolschewismus verschrien sein.« Oder: »Ich bin zwar gegen jede Diktatur, aber gegen diese extremen Elemente sollte man endlich mit aller Härte vorgehen. Wenn diese linksradikalen Studenten die östliche Politik richtig finden, warum studieren sie dann an unseren Universitäten?«

Auch die DDR hat natürlich auf die Ereignisse um den Schahbesuch in Berlin reagiert. Alles, was zur Destabilisierung Westberlins beitragen konnte, wurde in der Zeit des Kalten Krieges immer begierig aufgegriffen. Es kam zu einer in dieser Zeit erstaunlichen Regelung: Der Trauer-Konvoi für den getöteten Studenten Benno Ohnesorg durfte durch die Zone, wie es damals hieß, geleitet werden. Die Behörden in Babelsberg hatten einem Vertreter der Studenten zugesagt, dass sie sowohl den Leichenwagen als auch den begleitenden Studenten-Konvoi von etwa 200 Autos unkontrolliert und ohne die sonst übliche Gebührenzahlung durch ihr Gebiet fahren lassen wollten.

Zuvor nahmen etwa 2 000 Studenten der Technischen Universität Abschied von Benno Ohnesorg. Bischof Scharf appellierte in seiner Ansprache an alle Bürger Berlins, die »tiefe Zerrissenheit in unserer Stadt« zu überwinden. Für die Vorgänge trügen alle – auch die Kirche – gemeinsame Verantwortung und gemeinsame Schuld. Er würdigte Benno Ohnesorg als einen Studenten, der »offen war für alle Auffassungen und nicht einseitig festgelegt« gewesen sei. Am Zehlendorfer Kleeblatt sprach der Theologie-Professor Gollwitzer Abschiedsworte. Der Auto-Konvoi, der den Sarg begleitete, wurde am Zonen-Kontrollpunkt Drewitz mit kurzen Ansprachen durch Vertreter der Zonen-Grenztruppen und Zollverwaltung begrüßt.

Trauerfeier für Benno Ohnesorg am 8. Juni 1967
im Auditorium maximum der Freien Universität Berlin.

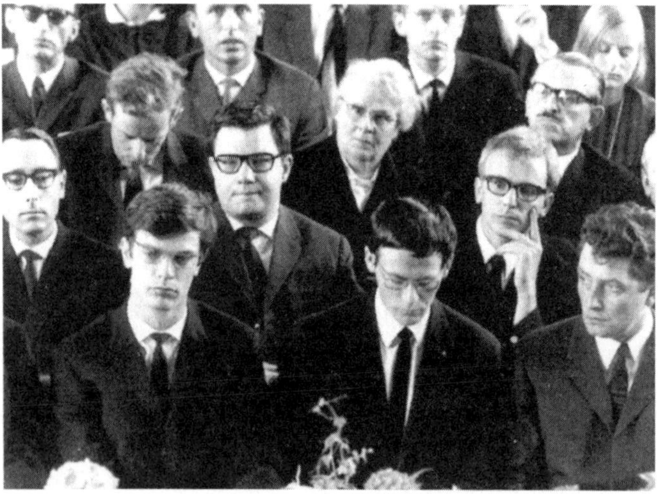

Sie erklärten ihre Solidarität mit der Westberliner Jugend im »gerechten Kampf gegen die Notstandspraktiken«. Hinter dem Kontrollpunkt begrüßten etwa 4 000 FDJ-Mitglieder den Konvoi mit Transparenten und Fahnen. Zuvor fand im Auditorium maximum der FU die Trauerfeier statt. Nach der Feier formierte sich der etwa drei Kilometer lange Trauerzug, an dem rund 15 000 Studenten teilnahmen. Die Beerdigung selbst fand auf Wunsch der Witwe und der Familie des Verstorbenen nur im engsten Familienkreis statt. Aus diesem Grunde fuhren auch der Rektor der Freien Universität und der Präsident der Westdeutschen Rektorenkonferenz nicht, wie vorher zunächst angekündigt, nach Hannover.

Der Dekan der Philosophischen Fakultät der FU nannte Ohnesorg in seiner Trauerrede einen gewissenhaften und fleißigen Studenten, der in Diskussionen nicht provokativ hervorgetreten sei. Sein Tod habe die »Vorstellung von der Würde des Menschen im Kern unserer eigenen Existenz getroffen«. Und Professor Gollwitzer rief den Studenten zu, dass Ohnesorg »durch seinen Tod zu einem Repräsentanten der großen tiefgreifenden Bewegung geworden sei, die heute die deutschen Studenten nicht nur hier in Berlin erfasst hat und die von der älteren Generation und bei den politischen und akademischen Behörden noch kaum begriffen wird«.

Ein Nachspiel im Zusammenhang mit der ärztlichen Versorgung gab es noch, nachzulesen im »Tagesspiegel« vom 16. Juni: »Der den AStA der Freien Universität vertretende Rechtsanwalt Mahler hat gegenüber dem Chefarzt der Chirurgischen Abteilung des Städtischen Krankenhauses Moabit auf anwaltlicher Aufforderung erklärt, dass er den Ärzten des Städtischen Krankenhauses Moabit wegen der Vernähung der Einschusswunde bei dem eingelieferten Studenten Ohnesorg keinerlei Vorwürfe mache. Soweit der gegenteilige Eindruck aus der Formulierung eines Flugblattes des AStA entstanden sei, insbesondere es habe sich um einen Täuschungsversuch für die gerichtsmedizinische Untersuchung gehandelt, nimmt der AStA diese Vorwürfe mit dem Ausdruck des Bedauerns zurück.«[5]

In Fällen vergleichbarer Art, insbesondere bei einer derartigen auch politischen Brisanz wie im konkreten Fall, bleiben in der Regel Verdächtigungen, Vorwürfe der Täuschung bzw. Irreführung sowie vorsätzliche Fehlinformationen nicht aus. Der Obduktionsbefund hätte hier sofort Klarheit gebracht. Dass man Operationswunden bei einem Patienten, auch wenn man ihn nicht durch ärztliche Kunst hat retten können, nicht offen zurücklässt, gebietet auch die Ehrfurcht vor dem Toten. Wichtig ist natürlich, dass man beispielsweise exzidierte (herausgeschnittene) Schusslücken nicht vernichtet, auch nicht die entnommenen Knochenteile mit den Schusslücken, da an diesen Asservaten mitunter später noch wichtige Befunde erhoben werden können, so beispielsweise im Hinblick auf die Schussentfernung (z. B. Nahschusszeichen, Stanzmarke), aber auch im Hinblick auf das Kaliber eines Geschosses und ggf. im Hinblick auf die Überlebenszeit nach Schussabgabe. Erschwert sein kann die spätere Erstattung eines rechtsmedizinischen Befundes dadurch, dass der Chirurg, was ihm natürlich gar nicht vorzuwerfen ist, das Wundgebiet vor dem operativen Eingriff säubert, dabei kann beispielsweise eine vorhandene Beschmauchung nicht mehr nachweisbar sein.

In einer aufgeheizten Atmosphäre – wie damals am 2. Juni 1967 – ist es gut, wenn zumindest einige einen kühlen bzw. klaren Kopf behalten. Dem Rechtsmediziner kommt dabei ganz sicher eine herausragende Bedeutung zu. Wichtig ist, dass er sich allein von seinen Befunden leiten lässt und jedem Versuch der Einflussnahme von außen widersteht. Ich selbst kann feststellen, dass ich in den fast vier Jahrzehnten meiner Arbeit als Rechtsmediziner nie einen solchen Versuch erlebt habe. Ärgerlich ist es allerdings, und das kann immer wieder mal vorkommen, dass die von uns erhobenen Befunde von den politisch Verantwortlichen aus taktischen Gründen, welcher Art auch immer, zunächst zurückgehalten werden. Wir selbst sind natürlich nicht befugt, Auskünfte zu erteilen, insbesondere auch nicht an die Vertreter der Medien. Dafür gibt es eine Pressestelle der Polizei bzw. der Staatsanwaltschaft.

Im November 1967 fand dann vor der 14. Großen Strafkammer des Landgerichts Berlin die Hauptverhandlung in der Strafsache gegen den Polizeibeamten Karl-Heinz Kurras wegen fahrlässiger Tötung statt. Der Juraprofessor Uwe Wesel schreibt in seinem Buch »Die verspielte Revolution – 1968 und die Folgen«[6]: »Der Polizeiobermeister Karl-Heinz Kurras wurde freigesprochen vom Vorwurf der fahrlässigen Tötung, was die Studenten erbitterte. Vielleicht ist der Freispruch berechtigt gewesen, wahrscheinlich nicht.« Und an anderer Stelle heißt es: »Die Erschießung Benno Ohnesorgs hatte Folgen. Die Revolte erhielt Zulauf in Berlin und weitete sich aus auf die Universitäten der Bundesrepublik. Und der SDS startete drei Initiativen: Kritische Universität, Anti-Springer-Kampagne, Justiz-Kampange.«

Im Internet liest sich der Ausgang des Strafverfahrens gegen den Polizeibeamten Kurras etwas anders: »Der Todesschütze blieb zunächst im Amt. Er wurde in einem ersten Prozess am 21. November 1967 von der Anklage des Totschlags freigesprochen. In einem zweiten Prozess 1970 wurde Kurras zu 2 Jahren Gefängnis verurteilt, aber bereits nach vier Monaten wieder freigelassen. 1975 trat er erneut in den Polizeidienst ein und wurde 1987 pensioniert.«

Später ist uns von der Staatsanwaltschaft mitgeteilt worden, dass die Asservate als Beweismittel nicht mehr benötigt werden. Damit ist für uns dann auch im Institut der jeweilige Fall abgeschlossen. Die Obduktionsprotokolle und die sonstigen Untersuchungsbefunde (Röntgenaufnahmen, Lichtbilder) werden natürlich in einem Universitätsinstitut wie dem unserigen weiterhin aufbewahrt, auch über die 30-Jahres-Frist hinaus, die sonst bei Krankenblättern Anwendung findet. Dies geschieht, weil die Fälle möglicherweise zu einem späteren Zeitpunkt wissenschaftlich bearbeitet werden sollen und weil zumindest einige Fälle, die wir zu bearbeiten haben, auch eine historische Bedeutung haben, so auch ganz sicher der Fall Benno Ohnesorg.

Manchmal gehen auch noch nach Jahrzehnten Anfragen bei uns ein, so unlängst beispielsweise die Anfrage eines Sohnes über den Tod des Vaters aus der Sorge heraus, der Vater sei an einer genetisch erklärbaren Erkrankung gestorben, deren Anlage er möglicherweise geerbt haben könnte. Die Überprüfung der noch vorhandenen Akte nach mehr als 30 Jahren ergab, dass der Vater sich damals mit Schlafmitteln das Leben genommen hatte.

Der mysteriöse Tod des Dutschke-Attentäters Josef Bachmann

Im Gegensatz zu Benno Ohnesorg war Rudi Dutschke in höchstem Maße in der Studentenbewegung der 60er Jahre engagiert. Als Vorstandsmitglied des Sozialistischen Deutschen Studentenbundes (SDS) und treibende Kraft der Außerparlamentarischen Opposition (APO) war er einer der herausragenden Führer der Proteste gegen die »Rückständigkeit« des Hochschulwesens und für Veränderungen im politischen und

Der »Studentenführer« Rudi Dutschke bei einer öffentlichen Rede. Er stand stellvertretend für eine Epoche an der Freien Universität Berlin.

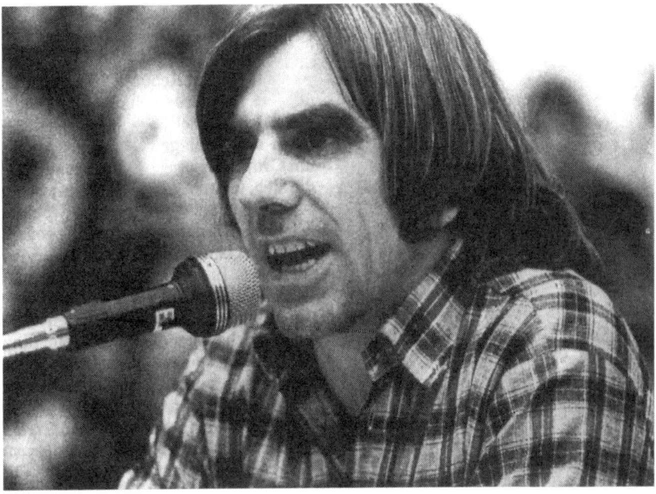

gesellschaftlichen System. Als Marxist propagierte Dutschke die sozialistische Revolution. Den Parlamentarismus und die soziale Marktwirtschaft der Bundesrepublik lehnte er als unreformierbar und rein auf Ausbeutung angelegt ab, ebenso wie den doktrinären Marxismus sowjetischer Herkunft. In seinen Überlegungen bezog er sich stattdessen vor allem auf Georg Lukács, Che Guevara und die »Kritische Theorie« der »Frankfurter Schule«, hier besonders auf Herbert Marcuse.

Am 3. Dezember 1967 führte der Journalist Günter Gaus mit dem Studentenführer Rudi Dutschke ein Fernsehinterview in der Reihe »Zur Person«. Darin erklärte dieser unter anderem: »Ich halte das bestehende parlamentarische System für unbrauchbar, d. h. wir haben in unserem Parlament keine Repräsentanten, die die Interessen unserer Bevölkerung – die wirklichen Interessen unserer Bevölkerung – ausdrücken. Sie können jetzt fragen, welche wirklichen Interessen? Aber da sind Ansprüche da. Sogar im Parlament. Wiedervereinigungsanspruch, Sicherung der Arbeitsplätze, Sicherung der Staatsfinanzen, in Ordnung zu bringende Ökonomie, all das sind Ansprüche, die muss aber das Parlament verwirklichen. Aber das kann es nur verwirklichen, wenn es einen kritischen Dialog herstellt mit der Bevölkerung. Nun gibt es aber eine totale Trennung zwischen den Repräsentanten im Parlament und dem in Unmündigkeit gehaltenen Volk.«[1]

Dutschkes Bekanntheitsgrad stieg durch Diskussionen mit Rudolf Augstein oder Ralf Dahrendorf sowie erste Fernsehinterviews. Doch auch Ablehnung und offener Hass schlugen ihm entgegen. Während eines Protestes gegen den Vietnamkrieg in der Berliner Gedächtniskirche wurde er von einem Gottesdienstbesucher mit einer Krücke blutig geschlagen. Ab 1967, ausgelöst durch den Besuch des persischen Schahs, spitzte sich die Situation zu. Im gleichen Jahr starb, wie beschrieben, der Student Benno Ohnesorg. Und nur vier Monate nach dem Interview mit Günter Gaus wurde der damals 28-jährige

Rudi Dutschke in Berlin auf offener Straße niedergeschossen. Im Polizeibericht heißt es: »Am 11. April 1968 gegen 17.00 Uhr wurde Rudi Dutschke, in Berlin 31 auf der Straße vor dem Grundstück Kurfürstendamm 142 von einer später gestellten, bisher noch unbekannten männlichen Person durch mehrere Pistolenschüsse schwer verletzt.«

Aus dem Polizeibericht geht weiterhin hervor, dass der Täter Josef Bachmann bei diesem erfolgreichen Polizeieinsatz am rechten Oberarm verletzt wurde. Es handelte sich um eine Schussverletzung, bei der die Schlagader getroffen wurde. Im Westendkrankenhaus, das damals Westberliner Universitätsklinik war und in dem viele Studentengenerationen ihre medizinische Ausbildung erfahren haben, fand die neurochirurgische Versorgung Dutschkes statt. Er überlebte mit schwersten Gehirnverletzungen und musste das Sprechen mühsam wieder erlernen.

Der 23-jährige Arbeiter Josef Bachmann (Berufsbezeichnung »Anstreicher«) wurde von Prof. Friedrich Bschor (FU) im Hinblick auf seine Vernehmungsfähigkeit begutachtet. Abschließend heißt es in dem Kurzgutachten vom 16. April 1968: »Die Befunde sprechen dafür, dass J. Bachmann einer ein- bis zweistündigen Vernehmung ohne Weiteres zu folgen vermag. Auch aus den Angaben der behandelnden Ärzte sind keine Hinweise zu entnehmen, die für eine Vernehmungsunfähigkeit sprechen würden.«

In der ersten Märzhälfte 1969 fand dann der Prozess wegen versuchten Mordes vor dem Schwurgericht im Saal 700 statt. Vorsitzender war der Landgerichtsdirektor Dr. Brandt, verteidigt wurde der Angeklagte durch die Rechtsanwälte Dr. Weyher und Dr. Studier. Vertreter des Nebenklägers war Dr. Horst Mahler[2].

In einer Terminnotiz von Herrn Prof. Friedrich Bschor zum Prozess heißt es unter anderem: »Im Vergleich mit anderen Straftätern seines Alters wirkte Bachmann recht selbstbewusst, hat dabei gelegentlich einen besserwisserisch belehrenden Ton dem Gericht gegenüber, etwa wenn er darauf hinweist, dass 70 % der Bevölkerung so wie er dächten in Bezug auf die radikalen Studenten. Auffallend sei ferner eine ziemlich gewählte Sprechweise.«

Genauere Hintergründe der Tat ließen sich nicht so recht finden. Bachmann wurden rechtsextreme Tendenzen nachgesagt. In der Gerichtsverhandlung wurde jedoch auch eine Beeinflussung durch die Kampagne der Springer-Presse gegen Dutschke konstatiert. Besonders der Axel-Springer-Verlag schürte mit seiner einseitigen Berichterstattung über die Studentenproteste Abneigung und Hass unter der Bevölkerung. Der Konzern erreichte im Jahr 1968 beeindruckende Marktanteile – bei Tageszeitungen von 39 Prozent und bei überregionalen Zeitungen von ungefähr 81 Prozent. Der Verlag wurde deshalb vor allem in studentischen Kreisen als Bedrohung für die Pressefreiheit und die Freiheit der öffentlichen Meinungsbildung angesehen. Springerpresse wurde zum negativ besetzten Schlagwort. Axel Springer, ein überzeugter Antikommunist, steigerte mit Aussprüchen wie »Man ist gegen den Kommunismus, wie man gegen Krebs ist« die Radikalisierung der Bewegung zusätzlich. Dutschke organisierte Anfang 1968 studentische Protestaktionen gegen den Axel-Springer-Konzern, der seinerseits mit einer Kampagne gegen Dutschke und die studentische Bewegung antwortete. Schlagzeilen wie »Unruhestifter unter Studenten ausmerzen« und »Jetzt wird aufgeräumt« führten zu einer weiteren Eskalation.

Josef Bachmann wurde vom Gericht wegen versuchten Mordes zu sieben Jahren Zuchthaus verurteilt. Sein Opfer starb Weihnachten 1979, erst 39 Jahre alt, in Dänemark an einem epileptischem Anfall, einer Spätfolge der bei dem Attentat erlittenen Verletzungen. Zuvor war Dutschke Dozent an der »Aarhus Universitet« in Dänemark, schrieb seine Dissertation über Lukács und kehrte im Zuge eines Forschungsprojektes sogar wieder an die FU Berlin zurück. Seit 1976 engagiert er sich mehr politisch, insbesondere 1978 bei Gründung der Partei »Die Grünen«.

Noch vor seinem Opfer starb Josef Bachmann, der Täter, zur Zeit seines Todes 25 Jahre alt. Er wurde am 24. Februar 1970 um 6.53 Uhr im Haus III der Strafanstalt Tegel mit einer Plastiktüte über dem Kopf in seiner Zelle tot aufgefunden. Dem Ermittlungsbericht ist zu entnehmen, dass er in einer Einzelzelle untergebracht war. Er wurde »als Einzelgänger« beschrieben, der keinen Kontakt zu den anderen Mithäftlingen hatte. Er verrichtete seine Arbeit auch nicht in der Gemeinschaft, sondern auf seiner Zelle. Weiter heißt es dort, dass Bachmann sich ruhig und zurückgezogen verhalten haben soll, ohne gegen das Aufsichtspersonal renitent oder aufsässig gewesen zu sein. Von Selbsttötungsabsichten war nichts bekannt.

Wie so oft standen Kriminalpolizei und Rechtsmediziner vor der Frage, ob es sich bei Bachmanns Tod um einen Unfall, einen Selbstmord oder einen Mord handelt.

Wenn jemand mit einer Plastiktüte über dem Kopf aufgefunden wird, insbesondere wenn es sich um einen jüngeren Mann handelt, zieht der Rechtsmediziner auch einen so genannten autoerotischen Unfall in Betracht. Dem Geschehen liegt ein Sauerstoffmangel durch Rückatmen der Luft unter der über den Kopf gestülpten Plastiktüte zu grunde. Dies wiederum bewirkt eine Reizung des Sexualzentrums mit den gewünschten Folgen. Wenn aber der Vorgang nicht rechtzeitig unterbrochen wird, kann es zum Erstickungstod kommen. Die Befunde an der Leiche sind meist diskret oder anders ausgedrückt, wenn die Plastiktüte beseitigt sein sollte, wäre allein aufgrund des Obduktionsbefundes ein derartiges Geschehen kaum zu vermuten.

Die gleichen Überlegungen gelten natürlich auch für das suizidale Überstülpen einer Plastiktüte. Die Zeit bis zum Eintritt des Todes ist natürlich abhängig von der Größe der Tüte bzw.

von der verfügbaren Sauerstoffmenge innerhalb der Tüte (die atmosphärische Luft besteht zu 20 Prozent aus Sauerstoff). Immer wieder erleben wir in unserer beruflichen Praxis auch Fälle, bei denen die Betreffenden, bevor sie aus großer Höhe abspringen, sich eine Plastiktüte über den Kopf ziehen, offensichtlich aus der Überlegung heraus, den Sturz nicht »visuell miterleben« zu müssen.

Im Fall Bachmann ging man letztlich von einer Selbsttötung aus, obwohl kein Abschiedsbrief gefunden worden ist. Rudi Dutschke trat mit seinem Attentäter zu dessen Lebzeiten in einen Dialog, dessen Wirkung umstritten ist. Bachmann habe die Briefe Dutschkes größtenteils ignoriert, so einige Quellen. Andere sagen, dass für Bachmann die Auseinandersetzung mit seinem Opfer sehr wichtig war und er deshalb Selbstmord beging, weil er lange nichts von Dutschke gehört hatte.

Bei Todesfällen in Haftanstalten muss insbesondere darauf geachtet werden, ob möglicherweise Verletzungen vorliegen, die todesursächlich sein könnten. Dies ist auch der Grund, weswegen in Berlin, obwohl im Gesetz nicht vorgeschrieben, alle Todesfälle, die sich in Haftanstalten ereignen, gerichtlich obduziert werden. Im konkreten Fall gab es keine Hinweise für ein Fremdverschulden. Auch das Ergebnis der chemisch-toxikologischen Untersuchung hat die Annahme einer Selbsttötung noch untermauert. Offensichtlich hatte Bachmann über einen bestimmten Zeitraum hinweg Schlaftabletten gesammelt und diese dann vor dem Überstülpen der Plastiktüte eingenommen.

Mit Schreiben vom 6. April 1970 teilte der Generalstaatsanwalt bei dem Landgericht Berlin dem damaligen Gerichtsmedizinischen Institut der Freien Universität mit, dass in der Leichensache des Josef Bachmann das Verfahren eingestellt sei.

Im Zusammenhang mit der Umbenennung der Kochstraße flammte die Diskussion um Dutschkes Person im Jahr 2004 wieder auf. Unter »Pro« heißt es im »Tagesspiegel« vom 27. Dezember 2004: »›Stoppt den Terror der Jung-Roten‹ – mit solchen Überschriften machte Springers BZ aus der Kochstraße Stimmung gegen jene, die gegen den Vietnam-Krieg und für Reformen auf die Straße gingen. Ein verwirrter Mann fühlte sich dann aufgerufen, Dutschkes ›Terror‹ mit drei Schüssen zu beenden. 25 Jahre nach Dutschkes Tod ist die Ehrung durch die Umbenennung der Kochstraße überfällig. Eine Straße, kein versteckter Fußweg auf dem Gelände der Freien Universität. Schließlich gibt es zwei Kochstraßen [...]. Dutschke ist eine historische Figur. Die unruhige Generation von 1968, der er eine Stimme gab, hat großen Anteil an der zweiten Demokratisierung der Bundesrepublik. Sie war Wegbereiter für Brandts Reformpolitik und beendete das Schweigen über NS-Verbrechen. Der klarsichtige Dutschke wollte eine offene Republik. Er verweigerte sich jenen, die den Weg in den RAF-

Rudi-Dutschke-Weg auf dem Campus der Freien Universität Berlin seitwärts der »Silberlaube«.

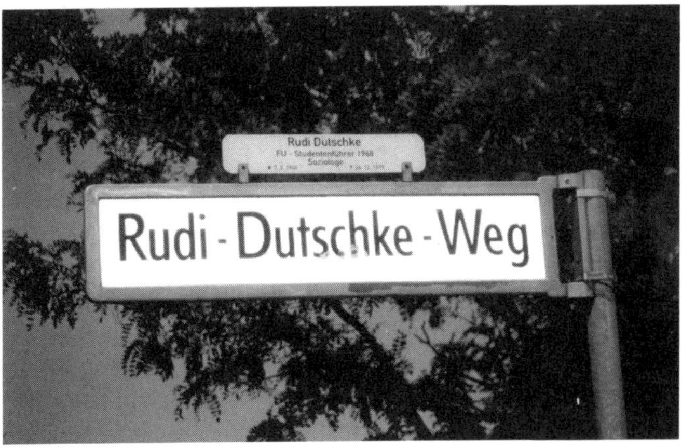

Terror gingen, als auch den Respektierern der kommunistischen Kader-Parteien. [...]«

Unter »Contra« heißt es: »Zwei Gründe sprechen gegen eine Rudi-Dutschke-Straße. Erstens sollte man Straßen nicht zu leichtfertig umbenennen. Straßennamen halten (Stadt-) Geschichte fest. In einiger Zeit, in der die geschichtlichen Moden und Betroffenheiten schnell wechseln, sind die halb vergessenen Gestalten besonders wichtig. Die Kochstraße erinnert an den Vize-Bürgermeister Johann Jacob Koch, gestorben 1734, ein Berliner aus versunkenen aber nicht uninteressanten Zeiten. Es gab – Johann Jacob Koch ist der Beweis – vor Karl Marx und Rudi Dutschke Geschichte. Sie geht über manche Leute hinweg, auch das beweist Johann Jacob Koch. Gleichmütig und gefühlskalt wie sie ist, wird sie auch über die 68er hinweggehen, vermutlich bald. Wer weiß, was aus Rudi Dutschke geworden wäre, hätte ihn nicht ein Fanatiker niedergeschossen. Toten soll man nichts Böses nachsagen, aber Dutschke war kein Meister intellektueller Klarheit. Ihm ist mit dem Rudi-Dutschke-Weg in Dahlem genug Ehre erwiesen.«

Und wenige Wochen später, am 26. Januar 2005, schrieb der Politikwissenschaftler Gerd Langguth unter der Überschrift »Rudi Dutschke stand für Gewalt« ebenfalls im »Tagesspiegel«: »Rudi Dutschke steht für einen Teil der 68er Generation – aber nur für einen Teil. Selbst vielen seiner einstigen Anhänger ist heute kaum noch verständlich, warum seinerzeit viele aus der akademischen Jugend von der charismatischen Kraft dieser tragischen Persönlichkeit so angezogen waren. Dutschke war kein Demokrat. Sicher, er war ein leidenschaftlicher Utopist. Historisch widerlegt ist aber die Behauptung, Dutschke sei ein Verfechter der Gewaltfreiheit, selbst wenn er durch tragische Umstände von einem Hilfsarbeiter niedergeschossen wurde und elf Jahre später an den Folgen dieser Schüsse starb. Ideologische Irrungen durch eine Straßenumbenennung zu adeln wäre fatal. Man würde der Gewaltphilosophie Dutschkes ein Denkmal setzen.«

Dutschkes Sohn, der sich jetzt, wie sein Vater damals, bei den Grünen engagiert, findet, dass dieser und die 68er »einen positiven Einfluss auf die Gesellschaft gehabt hatten«. Heute würden Studenten, so glaubt er, neue Demonstrationsformen entwickeln – »ebenso kreativ und interessant wie früher«. Nur: »Es gibt keine klaren Feindbilder mehr«.

Todesursache: Kopfdurchschuss – Der Fall Georg von Rauch

Der 4. Dezember 1971 wird mir immer in Erinnerung bleiben, weil an diesem Tage in der Universitätsfrauenklinik in Berlin-Charlottenburg unsere Tochter Antje geboren wurde.

Am gleichen Tag vollzog sich ein dramatisches Ereignis, die »Leichensache von Rauch«, das meinen beruflichen Einsatz an der Seite meines damaligen Chefs, Prof. Walter Krauland, der auch mein »Doktorvater« war, erforderlich machte. Auch das hat sich in meiner Erinnerung fest eingegraben.

Was war geschehen? Hierzu hieß es einen Tag später im »Tagesspiegel«: »Bei Schießerei in Schöneberg Georg von Rauch getötet. Kripo war Mitgliedern der Baader-Meinhof-Gruppe[1] auf der Spur. Bei einem Feuergefecht zwischen Mitgliedern der Baader-Meinhof-Gruppe und Kriminalbeamten ist gestern in Schöneberg der gesuchte 24-jährige Georg von Rauch durch einen Kopfschuss getötet worden. Außerdem wurde bei der Schießerei ein Obermeister der Abteilung I der Kriminalpolizei durch einen Unterleibschuss schwer verletzt. Mehrere Mitglieder der Gruppe, die ebenfalls Schussverletzungen erlitten, flüchteten zusammen mit ihren Komplizen in einem BMW und entkamen.«

Und weiter: »Beamte der Abteilung I hatten seit Tagen einen Ford Transit beobachtet, der am Winterfeldtplatz in Schöneberg nahe der Gleditschstraße abgestellt war. Dieser Wagen war eine ›Dublette‹ für einen anderen Ford Transit und sollte vermutlich für einen erneuten Überfall als ›Garderobenwagen‹ benutzt werden. Die Kriminalpolizei hatte außerdem ermittelt, dass am ersten verkaufsoffenen Sonnabend des Dezember Zentralkassen der West-Berliner Warenhäuser von Mitgliedern der Baader-Meinhof-Gruppe überfallen werden sollten. Daraufhin wurden alle Kassen von 16.00 Uhr an mit Polizeibeamten in Uniform besetzt. Eine Stunde später bestieg ein Unbekannter den Ford am Winterfeldtplatz und fuhr davon. Ihm folgte ein roter VW Variant, ebenfalls ein gestohlenes Fahrzeug, das mit gefälschten Kennzeichen versehen war. Beide Fahrzeuge wurden von Kripowagen verfolgt. Als die verdächtigen Autos in der Eisenacher Straße wendeten, dort parkten und insgesamt vier Personen ausstiegen, traten die Beamten an sie heran, um sie zu kontrollieren. Einer flüchtete in Richtung der Urania und entkam. Als der eine Beamte sich plötzlich allein sah – er hatte bereits die verdächtige Person abgetastet – trat er zurück. In diesem Augenblick fielen nach seinen Angaben die ersten Schüsse. Einer der drei, und zwar Georg von Rauch, den er trotz rot gefärbter Haare erkannt hatte, brach zusammen. Der Beamte erwiderte das Feuer. Die Schüsse sind nach seinen Angaben und auch nach den Ermittlungen der Kriminalpolizei von beiden Straßenseiten abgefeuert worden. Durch eine Obduktion sollte geklärt werden, ob Georg von Rauch durch die Schüsse seiner Komplizen starb oder durch eine Kugel des Obermeisters, der schwer verletzt ins Krankenhaus gebracht wurde. Nach Zeugenaussagen sind etwa 20-25 Einzelschüsse aus Pistolen gefallen. Bei dem Toten wurden zwei Magazine mit 9 mm Munition gefunden. Eine Waffe hatte er nicht bei sich.«

Der getötete Georg von Rauch, der eine Frau und ein Kind hinterließ, war der Justiz durchaus bekannt, wenn auch nicht im Zusammenhang mit der Baader-Meinhof-Gruppe. Er war Mitglied der RAF-nahestehenden »Bewegung 2. Juni«[2] und stand in einem Verfahren wegen des Überfalls auf den damaligen Berlin-Korrespondenten der »Quick«, Horst Rieck, vor Gericht. Der 24-jährige, in Marburg geborene von Rauch hatte im Gegensatz zu seinen Mitangeklagten keine Haftverschonung erhalten. Durch ein Täuschungsmanöver im Gerichtssaal am 3. Verhandlungstag war von Rauch am 8. Juli 1971 in Freiheit gekommen. Er entfernte sich nach Schluss der Sitzung zusammen mit einem Angeklagten aus dem Saal, während der andere, der tatsächlich Haftverschonung erhalten hatte, sitzen blieb. Erst später wurde der Irrtum bemerkt.

Rauch wurde in Abwesenheit zu 15 Monaten Freiheitsstrafe verurteilt. Der Haftbefehl wurde später aufgehoben, allerdings bestand wegen Verdachts der Teilnahme an einem Brandanschlag auf eine Charlottenburger Bankfiliale vom 28. April 1970 ein anderer Haftbefehl[3].

Im Fall des getöteten von Rauch war die Heranziehung der Rechtsmedizin selbstverständlich und unverzichtbar. Bereits am 4. Dezember kurz nach 20.00 Uhr erfolgte durch meine Kollegin Dr. Maike Smerling[4] die Erstuntersuchung der Leiche (äußere Leichenschau). Die Leiche war zum Zeitpunkt der Erstuntersuchung noch körperwarm, der hier in Rede stehende Vorfall spielte sich zwischen 17.24 Uhr und 17.28 Uhr ab.

Da eine Leiche nach einer bestimmten Gesetzmäßigkeit auskühlt – zunächst verläuft die Auskühlungskurve flach, dann steiler und nahezu linear, um dann wieder einen flachen Verlauf zu nehmen – lässt sich der Todeszeitpunkt in der Regel relativ gut bestimmen, wenn man die Leichentemperatur (sie wird tief im Enddarm gemessen) und die Umgebungstemperatur kennt und wenn man in die entsprechenden Formeln die Körpermasse (Körpergewicht) einsetzt.

Bei annähernder Zimmertemperatur kann man davon ausgehen, dass die Leiche eines erwachsenen Menschen nach etwa 24 Stunden die Umgebungstemperatur angenommen hat. Wichtig für die Todeszeitbestimmung ist aber auch der Ausprägungszustand der Totenflecke (Livors) und der Ausprägungsgrad der Totenstarre (Rigor mortis). Ganz allgemein ist in diesem Zusammenhang zu sagen, dass die Todeszeitbestimmung umso ungenauer sein wird, umso weiter man sich vom Todeszeitpunkt entfernt. Liegt er sehr lange zurück, kann man ihn nur noch auf Tage, Wochen oder mehr schätzen. Die Bestimmung der Todeszeit gehört zu den schwierigsten Aufgaben, denen sich der Rechtsmediziner gegenübersieht, wenn er am Tatort/Fundort die Leiche zu untersuchen hat. Eine falsche Todeszeit kann dazu führen, dass beispielsweise der Täter für diese ein Alibi hat, für die wirkliche Todeszeit bzw. die Tatzeit hätte er aber vielleicht keins. Deshalb empfehlen wir auch unseren Studenten, im Leichenschauschein eine exakte Todeszeit aufgrund der äußeren Leichenschau lieber nicht anzugeben, wenn man sich seiner Sache nicht ganz sicher ist.

Die Verletzung des Polizeibeamten bei der Schießerei erwies sich als nicht so schwer wie zunächst vermutet. Die gerichtsärztliche Untersuchung erfolgte im Polizeikrankenhaus eine Woche später. Bei Krankenhausaufnahme fanden sich zwei Schussverletzungen am rechten Unterbauch seitlich, ohne dass – Gott sei Dank – die Bauchhöhle eröffnet war. Dementsprechend war dann auch der Heilungsverlauf komplikationslos.

Die gerichtliche Obduktion Georg von Rauchs fand 17 Stunden nach Eintritt des Todes, folglich bereits am 5. Dezember 1971, statt.

Als Todesursache ergab sich bei dem erschossenen ehemaligen Studenten nach der gerichtlichen Obduktion durch Prof. Walter Krauland (erster Obduzent) und mich (zweiter Obduzent) zweifelsfrei ein Kopfdurchschuss mit Verletzungen des Gehirns und Blutungen zwischen die Hirnhäute, wobei sich die Einschusswunde im Bereich des rechten Auges befand, die Ausschusswunde am Hinterhaupt. Der Schussgang hatte somit einen Verlauf von vorn nach hinten leicht ansteigend. Die Knochenlücke am Schädeldach hinten ließ aufgrund ihrer Morphologie keinen Zweifel, dass es sich dort um den Ausschuss gehandelt hat (trichterförmige Erweiterung nach außen).

Die Abmessungen der Lücke waren mit der Annahme eines Kalibers von 7,65 Millimeter in Einklang zu bringen. Nahschusszeichen im Bereich der Einschusswunde waren nicht festzustellen, auch fanden sich keine Hinweise dafür, dass der Verstorbene selbst eine Waffe geführt hätte. Von einem »Querschläger« konnte nicht ausgegangen werden. All dies sind Fragen, die in Fällen vergleichbarer Art immer wieder gestellt werden und die von den Obduzenten zu beantworten sind.

Eine alkoholische Beeinflussung zum Zeitpunkt des Todes lag nicht vor und auch sonst hatte die chemisch-toxikologische Untersuchung durchweg ein negatives Ergebnis. In Fällen dieser Art werden die Leichenasservate natürlich auch auf Arzneistoffe, Schlaf- und Suchtmittel untersucht, wenn es um die Schussentfernung geht auch die blutunterlaufenen Weichteile am Einschuss im Hinblick auf Kohlenmonoxid. Serologische Untersuchungen runden das Untersuchungsrepertoire ab. Diese waren in diesem Fall auch deswegen erforderlich, um

Darstellung des Schusskanals nach Mazeration der entsprechenden Knochenteile und ihrer Zusammenfügung.

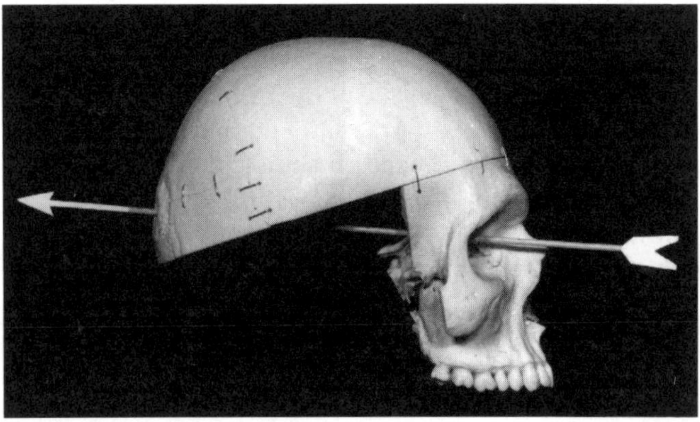

Blutspuren am Tatort und Geschosse vom Tatort zu überprüfen, da letztere mitunter beim Durchtritt durch den Körper Blutpartikel mitreißen. Der genetische Fingerprint war 1971 noch nicht bekannt. In den darauffolgenden Jahren hat diese Untersuchungsmöglichkeit aber die Arbeit in der Rechtsmedizin revolutionierend verändert (dies gilt natürlich auch für die Kriminalämter).

Nachzutragen wäre, dass im Rahmen der gerichtlichen Obduktion natürlich auch eine Röntgenuntersuchung des Schädels erfolgt ist. Gerade bei Schussverletzungen sind derartige Untersuchungen eigentlich unerlässlich, so erleichtern die Röntgenbilder bei Steckschüssen beispielsweise das Auffinden der Geschosse, was mitunter außerordentlich mühsam ist, insbesondere wenn sich die Geschosse im Körper zerlegen bzw. wenn sie letztlich in eine andere Endposition gelangen, als man diese von den sonstigen Befunden erwarten würde (z.B. Geschossembolie, postmortales »Wandern« im Rückenmarkskanal).

Im vorliegenden Fall war eine entscheidende Frage, ob der tödliche Kopfdurchschuss auf ein Geschoss des Kalibers 7,65 Millimeter zurückging oder möglicherweise auf eines mit dem Kaliber neun Millimeter. Diese Frage war deswegen so bedeutsam, weil der verletzte Polizeibeamte aus einer Waffe des Kalibers 7,65 geschossen hatte. Darüber hinaus fanden sich aber auch Hinweise, dass aus Waffen des Kalibers neun Millimeter geschossen worden war.

In einem Pressebericht im »Tagesspiegel« vom 10. Dezember 1971 hieß es unter anderem: »Nach dem vorläufigen Untersuchungsbericht des Bundeskriminalamtes (BKA) sind die nach dem Feuergefecht zwischen einem Kriminalbeamten und mutmaßlichen Mitgliedern der Baader-Meinhof-Gruppe am Tatort in der Eisenacher Straße in Schöneberg gefundenen 9-mm-Hülsen aus fünf verschiedenen Waffen abgeschossen worden. [...] Der Kriminalbeamte hatte mit einer 7,65-Pistole geschossen. [...] Das BKA stellte fest, dass die Täter zwei Pistolen Marke ›Fiere bird‹ oder ›Tokagypt‹ verwandten, ferner eine Pistole P 38, dann mit hoher Wahrscheinlichkeit noch eine Pistole P 38 und eine Pistole FN.«

Wenn man heute die Diskussionen in der Presse nachliest, dann fühlt man sich rasch wieder in die damalige Zeit zurückversetzt und erlebt die »aufgeheizte Situation« geradezu nach. Die Berliner FDP forderte personelle Konsequenzen, heftige Kritik wurde an der Presse- und Informationspolitik des Innensenators und des Polizeipräsidenten geübt, nach der Rolle des Verfassungsschutzes wurde gefragt, das abschließende gerichtsmedizinische Gutachten wurde angemahnt und die Rechtsanwälte Eschen und Hans-Christian Ströbele erstatteten Strafanzeige gegen »unbekannte Bedienstete des Landes Berlin«.

Vor etwa 1 500 Zuhörern gab im überfüllten Auditorium maximum der Technischen Universität ein Sprecher der linken Organisation »Rote Hilfe« bekannt, was ein Ermittlungsausschuss linker Gruppen zu dem Zwischenfall herausgefunden haben wollte, so nachzulesen im »Tagesspiegel« vom 18. Dezember 1971. Die Darstellung wurde als Flugblatt inzwischen in mehreren Stadtbezirken verteilt. Sie deckte sich mit der polizeilichen Version insoweit, als der Beamte der Abteilung I die drei verdächtigen Personen mit vorgehaltener Waffe an einer Wand des Hauses Eisenacher Straße 2 zunächst nach Waffen untersuchen wollte, dann jedoch von ihnen abließ. Nach Darstellung der Polizei ist der Beamte zurückgewichen, als er merkte, dass der Schupo, der mit ihm gekommen war, sich nicht mehr bei ihm befand. Die linke Gruppe will von nicht genannten Zeugen erfahren haben, dass drei Beamte des Verfassungsschutzes, die an der Kleiststraße Ecke Eisenacher Straße vor Rauchs Wohnung warteten, hinzugekommen waren und von dem Polizisten, weil sie in Zivil auftraten, irrtümlich für Komplizen der Gestellten gehalten worden seien. Deshalb habe er sich zurückgezogen und dann in seiner Aufregung auf Georg von Rauch geschossen, als dieser den Kopf gewendet habe, um nach den drei sich nähernden Männern zu blicken. Der Beamte sei weiter rückwärts gegangen, wobei er schoss und auf der Straßenmitte selbst von einem Streifschuss in die Leistengegend getroffen worden war. Diese Schüsse hätten – so die linke Gruppe – die Verfassungsschützer abgegeben. Erst nach dem Ruf des getroffenen Polizisten »Hilfe, Polizei«, hätten die Beamten des Verfassungsschutzes die Situation erkannt.

Das abschließende rechtsmedizinische Gutachten stammt vom 4. Januar 1972. Inzwischen war ein Monat seit dem blutigen Ereignis ins Land gegangen, weil wichtige Untersuchungen, die ihre Zeit brauchen, erforderlich waren. So mussten die asservierten Knochenteile des Schädels mazeriert und wieder zusammengesetzt werden. Des Weiteren waren umfangreiche Vergleichsuntersuchungen erforderlich, auch mit »Präparaten« aus der Sammlung.

Auf diese bezog sich der »Tagesspiegel« in einem Pressebericht vom 7. Januar 1972 unter der Überschrift »Schädel Rauchs und Ohnesorgs bei der Obduktion verglichen«: »Zur Feststellung, mit welchem Geschosskaliber Georg von Rauch am 4. Dezember erschossen worden ist, hat der Gerichtsmediziner Prof. Krauland, wie er uns auf Anfrage bestätigte, vergleichende Untersuchungen am Schädel des 1967 erschossenen Studenten Ohnesorg angestellt, auch mit anderen Schädeln von Schussopfern wurden solche vergleichenden Untersuchungen vorgenommen. [...] Der Schädel Ohnesorgs war für diesen Zweck deshalb geeignet, weil feststand, dass er von dem Kriminalbeamten Kurras mit einer Pistole des Kalibers 7,65 mm durch einen ganz ähnlichen Kopfschuss getötet worden ist. Bei der Obduktion Georg von Rauchs ist Prof. Krauland, wie bereits berichtet, zu dem Ergebnis gekommen, dass die Beschaffenheit und Ausmaße der Ausschusslücke für ein Kaliber von

7,65 mm sprechen. Nach seinen Feststellungen hat sich das Geschoss im Schädel des Getöteten vor dem Austritt quer gestellt. Das am Hinterkopf festgestellte Loch ist so klein, dass es nach dem Befund des Gerichtsmediziners nicht von einem 9-mm-Geschoss verursacht worden sein kann.«

In dem bereits genannten abschließenden Gutachten von Prof. Krauland und mir hieß es dazu: »Beschaffenheit und Ausmaße der Ausschusslücke sowie die Wirkung des Geschosses auf den Schädel sprechen ebenso wie die Vergleichsuntersuchung für ein Kaliber von 7,65 mm und nicht für ein solches von 9 mm.«

Und an anderer Stelle des Gutachtens wurde ausgeführt: »Vergleiche mit Schussverletzungen in Schädeldächern, die auf 9-mm-Geschosse zurückgehen, zeigten eine weit größere Sprengwirkung, vor allem rund um die Ausschusslücken, so dass diese Wirkungen sowohl von der Sprengwirkung am Schädeldach des Herrn von Rauch als auch an dem abgebildeten Vergleichsschädel klar zu unterscheiden waren.«

Bei der Rekonstruktion eines so komplizierten Tatgeschehens wie im vorliegenden Fall ist es mitunter erforderlich, die Vorgänge im Einzelnen nachzustellen. Dies erfolgte auch hier bei einem Lokaltermin durch die Kriminalpolizei. Dazu wurden die Fahrzeuge verwendet, die Georg von Rauch und die anderen Verdächtigen damals benutzt und zurückgelassen hatten. Während Polizeifotografen aus den unterschiedlichsten Perspektiven alle Szenen fotografierten, hielt ein Kamerateam der Polizei die Rekonstruktion auf Filmen fest. Bei derartigen Rekonstruktionsversuchen ist natürlich auch der Rechtsmediziner zugegen.

In der Kolumne »Am Rande bemerkt« (thes) des »Tagesspiegel« konnte am 7. Januar 1972 folgende Bemerkung nachgelesen werden: »Dabei sei wiederholt, dass der in der Eisenacher Straße schießende und angeschossene Kriminalbeamte kein Kurras war und kein Salzwedel. An unserer schon früher geäußerten Überzeugung, er habe sich in einer Notwehrsituation befunden, ist bisher nichts zu korrigieren.«

Bei Kurras handelte es sich um den Kriminalbeamten, der den Studenten Benno Ohnesorg erschossen hatte (siehe dazu Seite 15 ff.). Der Polizeibeamte Salzwedel hatte einen Tatverdächtigen bei der Festnahme aus nächster Nähe von hinten (Genick) erschossen. Dieses Geschehen wird im folgenden Fall erläutert (siehe S. 51 ff.).

Da sich in unseren Unterlagen weder eine Ladung zu einem Gerichtstermin noch eine Anklageschrift, noch ein Urteil finden, gehe ich davon aus, dass es gar nicht zur Anklageerhebung gekommen war. Es hat aber offensichtlich einen Strafbefehl und eine Hauptverhandlung gegen den Verleger Dr. Klaus Wagenbach gegeben, wegen Beleidigung. Der Strafantrag wurde seinerzeit vom Polizeipräsidenten Berlins gestellt. Es ging dabei um Passagen im »Roten Kalender 1973«. Dort hieß es unter anderem, dass es sich in den Fällen der erschossenen Studenten Benno Ohnesorg und Georg von Rauch um geplante Morde gehandelt habe.

Im »Tagesspiegel« vom 10. Juli 2005 ist ein Interview mit Klaus Wagenbach anlässlich seines 75. Geburtstages abgedruckt worden. Zu dem Todesfall von Rauch findet sich in Ergänzung zu den bereits vorliegenden Ausführungen folgende Passage: »[...] die Polizei hatte hinterrücks den Studenten Georg von Rauch erschossen. Das hatten wir als ›Mord‹ bezeichnet. Hübner [der damalige Berliner Polizeipräsident] klagte gegen mich und verlor. Er ging in die zweite Instanz. Ich bat ihn um öffentliche Diskussionen. Er schrieb zurück: Erst dann, wenn sie verurteilt worden sind, wovon ich ausgehe. So kam es dann. Die Polizisten erhielten Aussageverbot. Aus München wurde ein angeblicher Schusssachverständiger eingeflogen, der in Wahrheit beim Amt für Wasserwirtschaft arbeitete. Ich bin verknackt worden.«

Anfang 1973 war dem damaligen Institut für Gerichtsmedizin von der Staatsanwaltschaft bei dem Landgericht Berlin mitgeteilt worden, dass die im Rahmen der gerichtlichen Obduktion asservierten Leichenteile als Beweismittel nicht mehr benötigt werden. Damit fand auch bei uns der hier dargestellte Fall seinen Abschluss.

Von großer Bedeutung bei Untersuchungen wie im Falle Georg von Rauch ist, dass sich der Obduzent selbst nicht in einen Zeitzwang begibt oder drängen lässt. Der ermittelnden Behörde obliegt es, insbesondere den Pressevertretern klar zu machen, dass manche Untersuchungen ihre Zeit benötigen und dass man erst nach Abschluss aller Untersuchungen zu einem Ergebnis kommen kann, das auch kritischen Einwänden standhält. Der Wert eines Gutachtens ist nicht daran zu messen, wie schnell es erstattet wird, sondern wie fundiert es in seiner Aussage ist.

Unzulässig ist auch, wenn die ermittelnde Behörde aus taktischen Gründen die Ergebnisse eines Gutachtens, das bereits in schriftlicher Fassung vorliegt, mit dem Hinweis zurückhält, die Rechtsmediziner würden »den Fall« noch bearbeiten. Alle an einem Fall Interessierten sollten fair miteinander umgehen, dies zu sagen liegt mir, nach jetzt 38 Jahren Tätigkeit als Gerichtsarzt bzw. Rechtsmediziner, davon mehr als 22 Jahren in leitender Position, sehr am Herzen. »Schnellschüsse«, aus welcher Richtung auch immer, sind in der Regel wenig geeignet, einen komplizierten Sachverhalt aufzuklären. Dies gilt auch für die politisch Verantwortlichen und nicht nur für die Pressevertreter bzw. für die direkt Beteiligten. Bloße Vermutungen können geradezu schädlich sein, insbesondere wenn dahinter Ideologien stehen. Insofern kommt dem Rechtsmediziner in unserer Gesellschaft gerade in turbulenten Zeitabläufen eine ganz besondere Bedeutung für die Rechtssicherheit und den Rechtsfrieden zu.

Ein Skandal in der Berliner Polizeigeschichte?

Im vorangestellten Fall »Georg von Rauch« wurde in der Presse auch Bezug genommen auf den 27-jährigen mutmaßlichen Autodieb Peter Braatz, der bei der versuchten Festnahme in der Kantstraße durch einen Schuss aus einer Polizeiwaffe getötet wurde. Schütze war der 38-jährige Polizeiobermeister Horst Salzwedel. Auch dieser Fall bzw. die Ermittlungen wurden in der Presse sehr kritisch begleitet, und auch von diesem Fall wurden die Vorgänge bei einem Lokaltermin nachgestellt. In der »Bild«-Zeitung war zu lesen: »Der größte Skandal in der Polizei-Geschichte – 1. Polizeibericht: Der Beamte schoss aus Notwehr, 2. Polizeibericht: Das Opfer starb durch Genickschuss.«[1]

Zum Geschehen führe ich den gekürzten Bericht aus dem »Tagesspiegel« vom 2. Februar 1971 an: »Nach bisherigen Ermittlungen der Polizei hatte Peter Braatz den Personenwagen eines 36-jährigen Imbissstubeninhabers in der Otto-Suhr-Allee entwendet. Der 39-jährige Schwager des Geschädigten, ein Taxifahrer, entdeckte den gestohlenen Wagen in den frühen Morgenstunden des Sonntags vor einem Lokal in der Kantstraße in Charlottenburg. Zusammen mit dem 36-jährigen Autobesitzer rief er eine Funkwagenstreife und wartete auf der gegenüberliegenden Straßenseite auf den Autodieb, der sich nach Zeugenaussagen in einem Lokal aufhalten sollte. Nach etwa 40 Minuten wollten die beiden Beamten der Funkwagenstreife nach deren Darstellung davonfahren, weil sie ein weiteres Warten für zwecklos hielten. In diesem Moment sei der Gesuchte aus dem Lokal gekommen, habe sich in das gestohlene Fahrzeug gesetzt und den Motor gestartet. Die beiden Polizeibeamten hätten sich mit dem Autobesitzer und seinem Schwager nicht mehr verständigen können. Der 38-jährige Polizeiobermeister der Funkwagenstreife sei über den Mittelstreifen der Fahrbahn gelaufen und habe sich mit gezogener Pistole vor den Wagen gestellt. Der Autoeigentümer und der Taxifahrer seien ebenfalls hinzugekommen, hätten die Tür aufgerissen und versucht, den Autodieb herauszuziehen. Während eines Handgemenges habe der Autodieb in die rechte Jackentasche gegriffen, der Polizeiobermeister habe vermutet, er wolle eine Waffe ziehen und ›Hände hoch, Polizei!‹ gerufen. Der 27-Jährige habe auf den Warnruf nicht reagiert, nun habe der Polizist mehr oder weniger aus der Hüfte, ohne über Kimme und Korn der Pistole zu zielen, einen Schuss abgefeuert. Peter Braatz verblutete vermutlich noch am Tatort. Als er ins Krankenhaus gebracht worden war, konnte nur noch der Tod festgestellt werden. In seiner Tasche wurde ein Klappmesser gefunden. Peter Braatz ist wiederholt wegen Autodiebstahls vorbestraft. Erst am 8. Januar war gegen ihn ein Haftbefehl deswegen erlassen worden, er hatte jedoch Haftverschonung erhalten.«

Die Obduktion erfolgte am 1. Februar 1971 (Prof. Walter Krauland/Dr. Volkmar Schneider). Als Todesursache fand sich ein Kopf-/Hals-Durchschuss, wobei im Krankenhaus zunächst davon ausgegangen wurde, dass der Getötete von vorn getroffen worden war. Diese Deutung erwies sich aber sehr bald als falsch. Die etwas unregelmäßig gestaltete Einschusswunde fand sich etwa in der Nackenmitte, die Ausschusswunde über dem linken Unterkiefer. Im Verlaufe des Schussganges waren die Halswirbelsäule und der linke Unterkieferast durchschlagen, allerdings ohne Öffnung des Rückenmarkskanals, jedoch unter Verletzung des Rückenmarks infolge der Seitenwirkung des Geschosses (Kaliber neun Millimeter). Bei den festgestellten Verletzungen des Halsmarks war davon auszugehen, dass

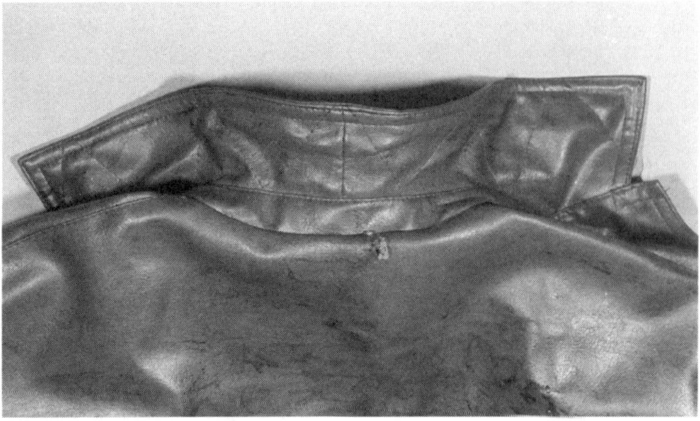

Kunstlederjacke mit Schusslücke hinten oben, unterhalb des Kragens.

Rekonstruktion des Schussganges von hinten nach vorn und leicht abfallend durch die obere Halswirbelsäule.

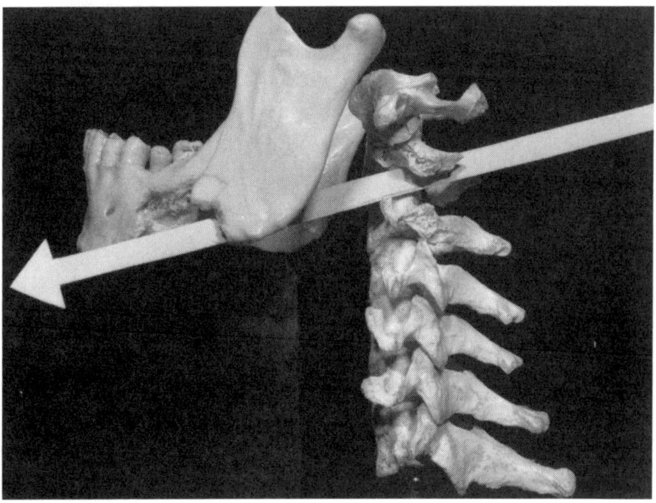

Rekonstruktion des Schussganges, nur diesmal mit Blick von oben auf den Unterkiefer und die Halswirbelsäule.

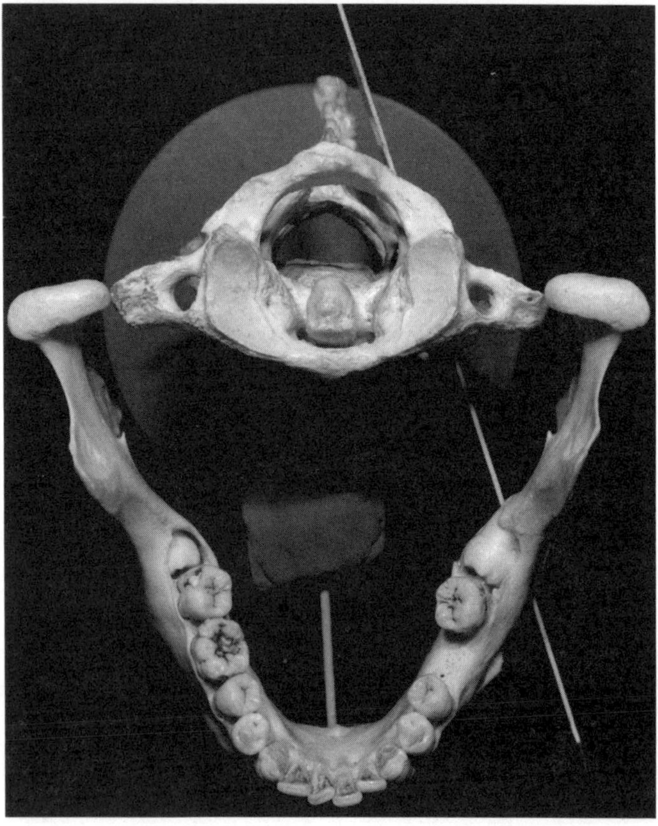

Rekonstruktion des Schussganges, Darstellung des Schussganges, von hinten gesehen.

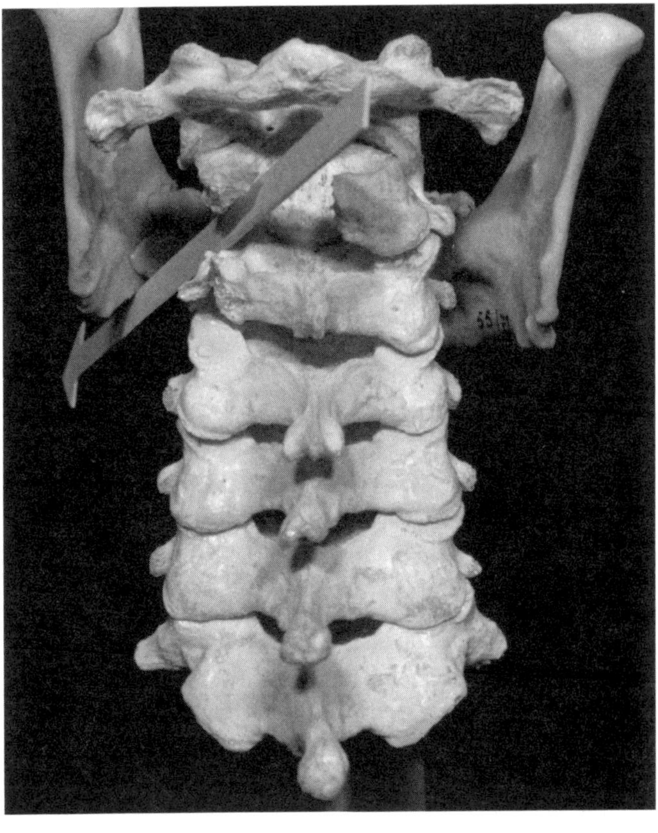

der Verletzte im »Feuer« zusammengebrochen und unmittelbar darauf verstorben ist. In Fällen dieser Art vermag auch ganz rasche ärztliche Hilfe nichts mehr auszurichten.

Die Differenzierung der Schusswunde in Einschusswunde und Ausschusswunde gelingt zumeist relativ einfach, kann mitunter aber auch sehr schwierig sein. Das Erkennen einer Wunde als Schusswunde ist sogar manchmal gar nicht so leicht und so kommt es immer wieder vor, dass schlitzförmige Ausschusswunden zunächst als Stichverletzungen fehlgedeutet werden. Im vorliegenden Fall war aber auch die weitere Frage, nämlich nach der Schussentfernung, schon am Sektionstisch zu beantworten. Es fanden sich an der Haut, aber auch bei der weiteren Präparation der Nackenweichteile Hinweise dafür, dass der Schuss aus nächster Nähe abgegeben worden war, wobei zwischen Laufmündung und Hautoberfläche lediglich die Kleidung lag (Pullover, Lederjacke). In solchen Fällen spricht man von einem angesetzten Schuss bzw. von einem absoluten Nahschuss. Damit war die zunächst geäußerte Version bezüglich der Schussabgabe (aus ca. zwei bis drei Meter Entfernung) nicht zu bestätigen. Es folgten natürlich weitergehende Laboruntersuchungen, so feingewebliche und kriminaltechnische Untersuchungen der Einschusswunde, aber auch der durchschossenen Kleidung. Nach Mazeration der durchschossenen knöchernen Strukturen war der Verlauf des Schussganges exakt zu rekonstruieren. So wurden, und dies ist ebenfalls in vergleichbaren Fällen üblich, Schießversuche durchgeführt im Hinblick auf das an der Leiche festgestellte Spurenbild. Diese Untersuchungsergebnisse lagen vor, als bei dem Lokaltermin versucht wurde, das Tatgeschehen im Einzelnen zu klären, auch im Hinblick auf die Angaben der Zeugen und des Schützen selbst. Wegen des Verdachts auf Totschlag ist der Polizeiobermeister gleich nach dem Lokaltermin festgenommen worden. Die Schwurgerichtsanklage erfolgte bereits am 23. Februar 1971. Der Polizeiobermeister wurde angeklagt, vorsätzlich einen anderen körperlich misshandelt und an der Gesundheit beschädigt und dadurch den Tod des Verletzten fahrlässig verursacht zu haben. Zugleich wurde beantragt, einen neuen Haftbefehl nach Maßgabe des Anklagesatzes zu erlassen und dem Angeschuldigten Haftverschonung zu gewähren. Der erste Verhandlungstag war der 20. September 1971 vor dem Schwurgericht.

Im Urteil hieß es zum eigentlichen Tatgeschehen unter anderem: »Möglicherweise kam bei ihm [gemeint ist der Angeklagte], dessen Selbstwertgefühl primär außen orientiert ist und der sich mit der Rolle des Polizeibeamten stark identifiziert, das Gefühl auf, als Polizeibeamter in dieser Situation zu versagen. Der Angeklagte ließ dabei völlig außer acht, dass er noch immer die geladene und entsicherte Pistole in seiner rechten Hand hielt, den Zeigefinger am Abzug. Als er bei seinem Eingreifen mit dem Lauf seiner Waffe in Nackenhöhe der Körper des Peter Braatz in Berührung kam, betätigte er unbeabsichtigt, möglicherweise bei dem Bestreben die Waffe festzuhalten, den Abzug, wodurch sich ein Schuss aus der auf der hellbraunen Lederjacke des Peter Braatz verkantet aufgesetzten Pistole löste [...]. Peter Braatz sackte zusammen. Die Verletzungen, insbesondere die des Rückenmarks, hatten seinen Tod zur Folge [...]. Das gesamte Geschehen war nur innerhalb weniger Sekunden abgelaufen. Die von dem technischen Sachverständigen durchgeführte Untersuchung ergab, dass die Pistole von dem Angeklagten nicht direkt wie bei einem gezielten Schuss, sondern verkantet in einem Winkel aufgesetzt worden ist. Auch wurde festgestellt, dass der Schuss sich nicht durch Anstoss durch den Pistolenlauf, sondern lediglich durch Betätigung des Abzuges lösen konnte. Hierfür reichte bei der geladenen und entsicherten Pistole bei gespannten Hahn aus, dass der Abzug nur 2 mm zurückgedrückt wurde.«

Wenn man die Presseberichte der damaligen Zeit nachliest, und so ist auch meine persönliche Erinnerung, dann hatte der

Fall auch eine politische Dimension. Das zeigt sich nicht nur daran, dass der Sicherheitsausschuss des Abgeordnetenhauses sich mit diesem Fall beschäftigt hat, es waren auch der Innensenator, der Polizeipräsident, der Kriminaldirektor und viele andere involviert. Kritik wurde insbesondere an der Informationspolitik der Berliner Polizeiführung laut, denn zunächst hieß es in dem Polizeibericht: »An äußeren Verletzungen wurde eine verblutete Verletzung an der linken Kinnseite, vermutlich Einschuss, sowie in der linken Ellenbeuge, Einstich, die von im Krankenhaus verabfolgten Spritzen herrühren, festgestellt, keine weiteren äußerlich feststellbaren Verletzungen.« Wie beschrieben konnte erst durch die Obduktion der wahre Sachverhalt aufgeklärt werden: Einschuss in der Nackengegend aus nächster Distanz, Ausschuss linke Kinnseite. Daraus folgt, dass man nur mit gesicherten Erkenntnissen zur Presse gehen sollte und nicht mit vagen Annahmen. Im konkreten Fall wäre vielleicht noch nachzutragen, dass man eine Schusslücke im Nacken natürlich nur dann sieht, wenn man sich auch die Leiche von hinten ansieht. Dabei können sich Verletzungen im Bereich des behaarten Kopfes leicht entziehen. Und so sind auch bei der äußeren Leichenschau erst nach Abnahme der Kopfhaare im Nackenbereich die tatsächlichen Befunde zutage getreten.

Die Glosse im »Tagesspiegel« »Am Rande bemerkt« vom 7. Februar 1971 war überschrieben mit: »Der Chorgeist geht um.« Und weiter: »Die Polizeiführung hat wieder eine Bataille verloren. Die breite öffentliche Erörterung ist die erste Bürgerpflicht.« Und zwei Tage später heißt es in der gleichen Zeitung: »Sprecher aller drei Fraktionen kritisierten, dass offensichtlich der Informationsfluss innerhalb der Polizeibehörde nicht funktioniert habe. Wie verlautet, soll bei dieser Aussprache Kritik insbesondere an dem Landeskriminaldirektor geübt worden sein. In dem Bericht, den der Ausschuss angefordert hatte, sollten auch Stellungnahmen des Leiters des gerichtsmedizinischen Instituts und der kriminaltechnischen Untersuchungsanstalt einbezogen werden.«

Nun sollten sich alle, die in einem derartigen Fall tätig waren, die Frage stellen, wie in der Zukunft Pannen, die hier offensichtlich vorgelegen haben, zu vermeiden sind. Wichtig aus der Sicht des Rechtsmediziners wäre, dass mit den Untersuchungen ganz rasch begonnen werden kann und dass aber auch die nötigen Ressourcen in einem rechtsmedizinischen Institut vorhanden sind, um derartige Fälle optimal zu bearbeiten. Mit Ressourcen meine ich nicht nur die Räumlichkeiten und die Ausstattung mit entsprechenden Geräten und Apparaten, ich meine auch das wissenschaftliche und nichtwissenschaftliche Personal, das in ausreichender Zahl und mit entsprechender Qualifizierung vorgehalten werden muss, das beginnt beim Sektionsassistenten und geht dann weiter über die wissenschaftlichen Mitarbeiter bis zu den Leitern der jeweiligen Abteilungen (Forensische Pathologie, Forensische Histologie, Forensische Toxikologie, Forensische Molekularbiologie). Es müssen genügend Schreibkräfte vorhanden sein, um erhobene Befunde schnell verschriftlichen zu können. Diese Forderungen dürften in der Zukunft immer weniger erfüllt werden, wenn es immer häufiger zu Institutsfusionierungen kommt bzw. zu Schließungen ganzer Institute. Aachen ist vor wenigen Jahren »abgewickelt« worden. Die Lehre für die Medizinstudenten erfolgt von Köln aus. Göttingen wird in Kürze, wie zu hören ist, auf den Stand einer Abteilung zurückgeführt und Greifswald ist als Universitätsinstitut in der bisherigen Form ebenfalls nicht mehr zu halten. Die politisch Verantwortlichen wissen um diese Entwicklung derzeit, trotzdem hat man das Gefühl, dass Kritik nicht wahrgenommen werden will. Wenn diese Einschätzung richtig ist, dann kann man schon jetzt die Prognose wagen, dass es in nicht allzu ferner Zukunft Pannen geben wird, die der Rechtssicherheit in unserem Lande sicher nicht förderlich sein dürften. Kritische

Stimmen fragen schon jetzt: Was ist den politisch Verantwortlichen heute die Rechtssicherheit in unserem Lande noch wert? Natürlich ist es eine Kostenfrage, aber hier geht es darum, Prioritäten zu setzen und wenn man meint, dass man es verantworten könne, auf die rechtsmedizinische Versorgung immer mehr zu verzichten, dann sollte man sich öffentlich mit allen Konsequenzen dazu bekennen. Dass man mit Kosteneinsparungen auch der Forschung keinen Dienst erweist, sei nur noch am Rande bemerkt, von der Ausbildung der zukünftigen Rechtsmediziner ganz zu schweigen.

Die Rache für den »Bloody Sunday«?

Die Fälle Ohnesorg, Dutschke und von Rauch zeigen, wie aufgeheizt die Stimmung der 1960er und 1970er Jahre war. Neben der, zum Teil gewalttätigen, Auseinandersetzung mit innergesellschaftlichen Problemen, war auch die internationale Politik im Fokus der Proteste. Im Berliner »Tagesspiegel« vom 3. Februar 1972 hieß es: »Offenbar in Zusammenhang mit der Situation in Nordirland steht eine Serie von Sprengstoffanschlägen, die sich gestern in West-Berlin ereignete. Der schwerste Anschlag fand in Gatow statt, wo der 66-jährige Berliner Bootsbauer Erwin Beelitz bei einer Explosion in dem britischen Yachtclub ums Leben kam. Weitere Anschläge richteten sich gegen britische Kraftfahrzeuge.«

Die Verantwortung für die Anschläge übernahm die »Bewegung 2. Juni«, der auch Georg von Rauch angehörte (siehe S. 40 ff.). Wie der »Tagesspiegel« schreibt, sind die Anschläge in Zusammenhang mit der Situation in Nordirland, speziell mit dem »Bloody Sunday« (engl. Blutsonntag) in Derry zu sehen. Dort wurden bei Demonstrationen am 30. Januar 1972 gegen die »Internment-Politik«[1] der britischen Regierung 14 Menschen von britischen Fallschirmjägern erschossen[2].

Im vorliegenden Fall war davon auszugehen, dass der Verstorbene offensichtlich an dem »Sprengkörper« manipuliert hatte, wodurch es dann zu der Explosion gekommen war. Es handelte es sich um einen entsprechend präparierten Feuerlöscher. Für eine Explosion innerhalb des Bootsschuppens sprachen die nach außen herausgeschleuderten Fensterscheibenbruchstücke.

In der bereits angesprochenen Pressenotiz hieß es hierzu: »Über den Anschlag in Gatow teilte ein britischer Presseoffizier mit: Ein aus einem Feuerlöscher und einer Zeituhr gefertigter Sprengsatz sei in der Tischlerwerkstatt des Yachtclubs explodiert. Der dabei ums Leben gekommene Erwin Beelitz war seit 25 Jahren bei den britischen Streitkräften tätig. Er war um 8.00 Uhr zur Arbeit erschienen, seine Leiche wurde um 11.00 Uhr entdeckt. Die Explosion war von niemandem gehört worden, da sie sich an einer abgelegenen Stelle ereignete.« Und weiter: »Am Dienstagabend hatte in Berlin eine Demonstration in Zusammenhang mit der Entwicklung in Nordirland stattgefunden. Gegen Schluss der Demonstration wurden aus einer Gruppe heraus acht Scheiben des Hauses Knesebeckstraße 6 am Savignyplatz eingeworfen, in dem sich die Berliner Büros der britischen Rundfunkgesellschaft BBC und der britischen Nachrichtenagentur Reuter befinden.«

Am 2. Februar 1972 verübte die Anarchistengruppe »Bewegung 2. Juni« einen Bombenanschlag auf den britischen Yachtclub in Berlin-Gatow. Getötet wurde der 66-jährige Bootsbauer Erwin Beelitz.

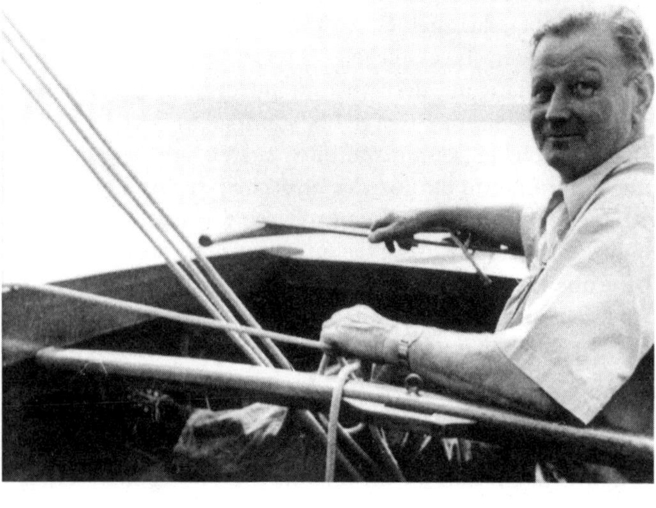

Die Erstuntersuchung der Leiche Erwin Beelitz´ erfolgte tags zuvor durch mich. Die Leiche lag lang ausgestreckt im Bootschuppen, die Kleidung in Höhe des rechten Unterbauches war weit aufgerissen, hier fand sich auch eine größere Verletzung, aus der es offensichtlich stark geblutet hatte. Umfängliche Verletzungen fanden sich auch an der rechten Hand, die Kopfhaare waren angesengt, die Gesichtshaut wies Brandeinwirkungen auf. Die erhobenen Befunde ließen an eine Explosion durch einen »Sprengkörper« denken. Bei der Röntgenuntersuchung der Leiche vor Beginn der Obduktion fand sich in den Weichteilen des rechten Oberschenkels ein Sechskant-Schraubverschluss. Dieser hatte die rechte Oberschenkelschlagader aufgerissen.

Verschlusskappe des präparierten Feuerlöschers, die sich im Oberschenkel des Getöteten fand.

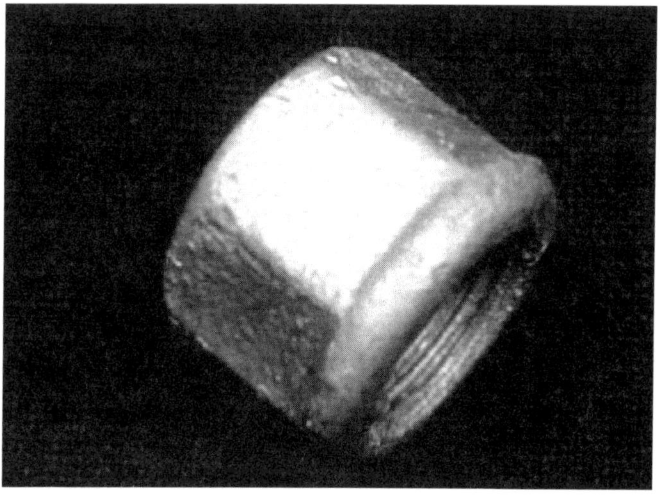

Letztlich ist der Tod durch Verbluten eingetreten. Beim Tod durch Verbluten unterscheiden wir zwischen dem inneren Verbluten (in die Körperhöhlen, in den Magen-Darm-Kanal) und dem äußeren Verbluten, insbesondere bei entsprechenden Verletzungen. Erfahrungsgemäß ist der Verlust von einem Drittel des Gesamtblutes lebensbedrohlich (etwa 1,7 Liter beim Erwachsenen). Der Verlust von zwei Dritteln ist in der Regel tödlich. Ob ein Blutverlust tödlich wird, hängt erstens von der verlorenen Blutmenge, zweitens von der Schnelligkeit wie das Blut ausfließt und vom Kräftezustand des Individuums ab. Die Diagnose des Verblutungstodes ist aus der Art der Verletzung (Arteriendurchtrennung?), der Menge des ausgetretenen Blutes, dem Grad der Anämie (Eigenfarbe der Organe, Totenflecke blass und spärlich) zu stellen. Auch finden wir nicht selten beim Verblutungstod Verblutungsblutungen, so unter der inneren Herzhaut (Endokard).

Das Spurenbild am Tatort sprach dafür, dass die Handlungsfähigkeit des Verletzten zunächst noch erhalten war – wir fanden Blutlachen entfernt von der Auffindungsposition. Die Frage nach der Handlungsfähigkeit stellt sich bei gewaltsamen Todesfällen stets. Sie spielt später in den Gerichtsverhandlungen immer wieder eine wichtige Rolle, insbesondere dann, wenn beispielsweise eine Notwehrsituation vom Angeklagten vorgebracht wird.

In der Folgezeit sollte es noch weitere Sprengstoffanschläge geben. Der verheerendste war wohl der auf die Diskothek »La-Belle« (siehe S. 135 ff.), die insbesondere von Angehörigen der amerikanischen Streitkräfte frequentiert wurde. Berlin war in der Zeit vor dem Fall der Mauer immer wieder der Austragungsort von Konflikten, die in ihrer Dimension mitunter nicht nur über Berlin, sondern auch über Deutschland hinausreichten. Wenn auch nach 1989 die Situation in dieser Beziehung weniger dramatisch war, wird man sicher nicht behaupten können, auch nicht im Hinblick auf den 11. September, dass »Entwarnung« gegeben werden könnte. Die Gefahr terroristischer Anschläge sollte man weder überbewerten noch klein reden. Wenn es aber zu Katastrophen kommen sollte, werden – und so war es ja auch in New York – die Rechtsmediziner in ganz besonderer Weise gefordert sein, insbesondere wenn es um die Identifizierung unbekannter Leichen bzw. um die Identifizierung von Leichenteilen geht.

Wer ermordete Ulrich Schmücker?

Es war in der Nacht vom 4. zum 5. Juni 1974, als ich aus dem Bett herausgeklingelt wurde. Wie fast immer hatte ich Bereitschaftsdienst in «Leichensachen«. Das Telefon stand gleich neben meinem Bett. Am anderen Ende der Leitung gab mir eine Stimme zu verstehen, dass ich mich unverzüglich in den Grunewald begeben möge, genauer gesagt in den Jagen 44. Dort kam ich gegen 4.30 Uhr an. Von Polizeibeamten wurde ich zum Leichenfundort geführt. Vor mir lag ausgestreckt auf dem Rücken die Leiche eines schlanken jungen Mannes, die Beine lang ausgestreckt, die Füße nach außen rotiert, die Leiche war vollständig bekleidet.

Fundort/Tatort – Berlin Grunewald.
Als »Verräter« mit einem Kopfschuss hingerichtet.

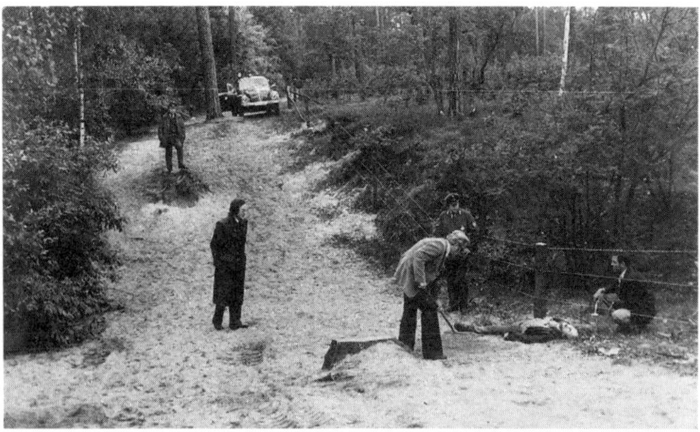

Die Aufgabe des Rechtsmediziners am Fundort bzw. am Tatort besteht darin, einen ersten Überblick zu gewinnen, zum einen über die Todeszeit, dann zur Todesart und wenn möglich auch zur Todesursache. Zur Abschätzung der Todeszeit bedient man sich der sicheren Todeszeichen (Totenflecke Totenstarre), insbesondere aber der Auskühlung, d. h. der Körpertemperatur gemessen im Enddarm. Unter Berücksichtigung des Körpergewichts und der Umgebungstemperatur kann man zumindest in der frühen Leichenzeit relativ gut abschätzen, wann der Tod eingetreten ist, dies heißt natürlich nicht, dass auch zum gleichen Zeitpunkt die tödliche Verletzung gesetzt sein muss.

Hier bedarf es der genaueren Kenntnis der Verletzungen im Einzelnen, wie sie dann bei der Obduktion festzustellen sind, mitunter bedarf es aber auch weitergehender Laboruntersuchungen, insbesondere feingeweblicher Untersuchungen. Wichtig in diesem Zusammenhang sind, wie auch im vorliegenden Fall, die so genannten Leukozytenreaktionen, d. h. das Auswandern von gelapptkernigen weißen Blutkörperchen aus den Gefäßen in das umgebende Gewebe, d.h. in unmittelbare Nachbarschaft der Verletzung. Bei Hautwunden sieht man eine Randstellung der gelapptkernigen weißen Blutkörperchen innerhalb der Gefäße, beginnend ab etwa 30-60 Minuten, ein Durchwandern der Gefäße nach etwa zwei Stunden und eine Infiltration im benachbarten Gewebe nach etwa drei bis acht Stunden. So genannte mononukleäre Zellen findet man im mikroskopischen Präparat ab etwa der 16. Stunde. Es handelt sich um das frühe Stadium einer Entzündung im Rahmen der einsetzenden Heilungsvorgänge.

Diese Reaktionen sind zeitabhängig, sie werden aber auch von vielen anderen Faktoren beeinflusst. Hier bedarf es immer des ganzen Rüstzeugs der Rechtsmedizin und im Fall des Toten spielte letztlich die Todeszeit bzw. die Abgabe des Schusses eine ganz entscheidende Rolle, worauf noch einzugehen sein wird.

Nun aber zurück zur Leiche. Oberhalb der rechten Stirn fand sich eine Schussverletzung, offensichtlich der Einschuss. Unter dem Kopf war eine größere, in den Erdboden eingesickerte Blutlache auszumachen, darüber hinaus auch Blutkoagel (geronnenes Blut) und Hirngewebe, so dass die Annahme nahe lag, dass es sich um einen Kopfdurchschuss mit einer Schussrichtung von vorn nach hinten gehandelt haben dürfte. Die spärlichen Totenflecke sprachen schon am Fundort für einen größeren Blutverlust, so nachzulesen in dem Bericht über die Erstuntersuchung (Ass.-Prof. Dr. Volkmar Schneider).

Mazerierter und wieder zusammengesetzter Schädel mit Darstellung des Schusskanals.

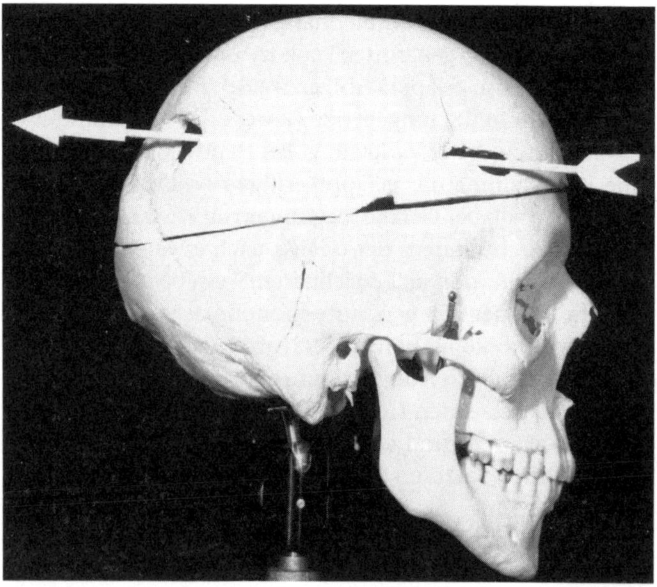

Die Totenflecke entstehen durch das der Schwerkraft folgende Absinken des Blutes (Hypostase) innerhalb der Gefäße. Sie sind zunächst fleck- und später flächenförmig, von blauroter bis grau-violetter Färbung an den abhängigen Körperpartien. Bei Blutarmut (Anämie), aber auch bei einem stärkeren Blutverlust (Verblutungstod) sind die Totenflecke begreiflicherweise nur schwach ausgebildet, ja sie können ganz fehlen. Ansonsten gelten die Totenflecke als sicheres Todeszeichen. Die Wegdrückbarkeit bzw. Verlagerbarkeit erlauben uns Rückschlüsse auf die Todeszeit. Wenn die Totenflecke gleichmäßig kirschrot gefärbt sind, dann sollte man immer den Verdacht auf eine Kohlenmonoxidvergiftung haben, aber auch bei der Blausäurevergiftung werden sie so beschrieben.

Mit der gerichtlichen Obduktion konnte bereits fünf Stunden später begonnen werden. Die Vermutung (Kopfdurchschuss von vorn nach hinten, Tod durch Verbluten) wurde bestätigt (Prof. Walter Krauland / Dr. Haribert Wojahn). Zunächst allerdings wurde eine Röntgenuntersuchung des Kopfes durchgeführt, dabei fanden sich mehrere kleine metalldichte Schatten. Bei Bleigeschossen, die sich insbesondere nach Auftreffen auf knöcherne Strukturen zerlegen, findet man in der Regel eine Vielzahl dieser unterschiedlich großen metalldichter Schatten. Bei Vollmantelgeschossen, die unzerlegt den Körper passieren, wird man natürlich vergeblich danach suchen.

In Fällen dieser Art werden die Verletzungen genau beschrieben, fotografiert und vermessen. Wichtig dabei ist auch, dass man die Höhe der Verletzungen bezogen auf die Fußsohlenebene vermerkt, um dann später den Winkel zu bestimmen und damit den Standort des Schützen. Hinweise für eine Schussabgabe aus nächster Nähe lagen nicht vor, dazu wurden auch rasterelektronenmikroskopische Untersuchungen (Elementanalyse) im eigenen Institut durchgeführt.

Die Rasterelektronenmikroskopie zusammen mit der Röntgenmikroanalyse gestattet eine zerstörungsfreie Untersuchung, so beispielsweise der Wundränder, im Hinblick auf unverbrannte bzw. teilverbrannte Pulverteilchen und im Hinblick auf die typischen Schmauchelemente, z. B. Blei, Barium, Antimon. Die Untersuchungen erfolgen im Vakuum. Wir hier in Berlin waren am Institut mit die ersten, die diese neuen Techniken in die Rechtsmedizin eingeführt haben. Neben der Begutachtung von Schusswunden kann dieses Verfahren auch sehr hilfreich sein bei der Untersuchung von Strommarken.

Das Geschosskaliber kann man in Fällen dieser Art mitunter erst nach Mazeration der durchschossenen Knochen zu bestimmen versuchen, wobei platte Knochen sehr viel eher eine Aussage erlauben als zersplitterte Röhrenknochen. Die Obduktionsbefunde waren eindeutig.

Doch wer war dieser durch einen Kopfschuss getötete junge Mann? Der Name des 22-jährigen Studenten war Ulrich Schmücker. Über ihn liegt inzwischen ein fast 400 Seiten starkes Buch mit dem Titel »Der Lockvogel – Die tödliche Geschichte eines V-Mannes zwischen Verfassungsschutz und Terrorismus«[1] von Stefan Aust[2] vor. Wie geriet Ulrich Schmücker zwischen Verfassungsschutz und Terrorismus, wer brachte ihn um und mit welchem Motiv?

Schmücker, der eigentlich Pfarrer werden wollte, um die Welt zu verbessern, schloss sich der hier schon öfter erwähnten terroristischen »Bewegung 2. Juni« an. Doch schon bald wurde er verhaftet, als er im Begriff war, eine Bombe am türkischen Generalkonsulat abzulegen. Schmücker gestand im Verhör schnell, nachdem man ihm erzählt hatte, dass auch einer seiner Komplizen die Tat zugegeben hatte. Nach einer außergewöhnlich kurzen Haft ließ man ihn frei und er versuchte sofort in der Szene wieder Fuß zu fassen. Dieser Umstand und die Tatsache, dass man von seinem Geständnis wusste, ließ die einstigen Gefährten von ihm abrücken. Man traute ihm nicht mehr und dieses Misstrauen schien so groß, dass es als Motiv für den Mord an Ulrich Schmücker angesehen wurde. Denn kurz nach der Tat kursierte ein Bekennerschreiben des zum Umfeld der terroristischen »Bewegung 2. Juni« gehörenden Kommandos »Schwarzer Juni«, man habe den »Verräter« erschossen – der erste Fememord in der Geschichte der Bundesrepublik, wie es schien.

Das Kapitel »Tod im Grunewald« in Austs Buch schildert den Leichenfund wie folgt: »Es war eine kühle Frühsommernacht. Das Thermometer zeigte knapp 10 °C. Ein leichter Wind wehte von West-Nordwest, der Himmel war sternenklar. [...] Gegen 24.00 Uhr traten vier Gruppen mit je 12 US-Soldaten auf verschiedenen Wegen den Rückmarsch von ihrer Nachtübung an. Aus Richtung Heerstraße durchquerten sie ein Stück des Grunewaldes, um sich auf dem Parkplatz an der Krummen Lanke zu treffen. Die Soldaten trugen weder Waffen noch Munition bei sich.« Im ersten Polizeibericht heißt es hierzu: »Am 05.06.1974 gegen 0.30 Uhr wurde Herr Schmücker im Jagen 44 des Forstes Grunewald, ca. 250 m östlich und ca. 50 m nördlich der Krummen Lanke, auf einem Waldweg an einer Schonung durch US-Soldaten in leblosem Zustand aufgefunden. Herr Schmücker hatte einen Einschuss in der Stirn. Durch die Feuerwehr wurde gegen 0.50 Uhr der Tod festgestellt.«

Wie bereits ausgeführt, kam den zeitlichen Verhältnissen eine ganz entscheidende Bedeutung zu. Es ging nämlich um die Frage, ob die später Angeklagten noch Zeit genug hatten, nach dem Tatgeschehen Berlin auf dem Schienenweg zu verlassen. Wenn der Tod zeitlich nicht mit der Verletzung zusammenfällt, sondern diese einige Zeit überlebt wird, dann fallen Tatzeit und Todeszeit nicht zusammen. Die Tatzeit würde sich ergeben aus der auf Grund der Leichenerscheinungen ermittelten Todeszeit, zu der man noch die Überlebenszeit hinzuaddieren müsste. Und in diesen Fällen geht es dann um die zeitliche Einschätzung der so genannten vitalen Reaktionen (Lebensäußerungen des Organismus, siehe auch Seite 131). Und wenn dann die so errechnete Tatzeit, aus welchen

Gründen auch immer, seitens der Verfahrensbeteiligten angezweifelt wird, dann steht es natürlich dem Gericht frei, eine erneute Begutachtung in Auftrag zu geben.

Und hier war es so, dass seitens der Verteidigung eine Überprüfung der feingeweblichen Befunde und der daraus gezogenen Schlüsse verlangt wurde. Die entscheidende Frage war hier, ob es noch nach dem Tode zu »Vitalreaktionen« kommen kann und ob die Ergebnisse anders zu bewerten sind, wenn erst längere Zeit nach der Obduktion feingewebliche Nachuntersuchungen durchgeführt werden.

Diese Überprüfung sollte durch die Kollegen am Hamburger Institut erfolgen. Dazu ist zu sagen, dass man sich dadurch als Gutachter nicht in seiner Berufsehre »getroffen« fühlen darf. Immerhin gibt es auch den umgekehrten Fall, dass man vom Gericht oder von der Verteidigung gebeten wird, anderswo erhobene Befunde zu überprüfen. Als Sachverständige sind wir Gehilfen des Gerichts, und auch als Rechtsmediziner sind wir nicht die Götter in Weiß. Wenn man bei seinen Untersuchungen sorgfältig vorgeht, wenn man in seiner Beurteilung kritisch, auch selbstkritisch ist und wenn man sich mit seinem Wissen auf dem aktuellen Stand der Forschung befindet, dann hat man eigentlich keine Überraschungen zu erwarten.

Die Asservate sind seinerzeit zwar dem Hamburger Kollegen ausgehändigt worden, zu einer Gutachtenerstattung kam es jedoch nicht.

Der Vollständigkeit halber soll noch festgehalten werden, dass die chemisch-toxikologische Untersuchung durchweg ein negatives Ergebnis hatte, darüber hinaus wurden natürlich auch serologische Untersuchungen durchgeführt. Letztlich mündete alles in ein abschließendes Gutachten, dass dann auch in der Hauptverhandlung bzw. in den Hauptverhandlungen vorgetragen wurde. Viel wissenschaftliche Literatur wurde noch beigezogen, auch frühere, am Institut bearbeite

Fälle von Schussverletzungen mit unterschiedlichen, aber bekannten Überlebenszeiten.

Einen weiteren Aspekt will ich noch erwähnen: Prof. Krauland sah sich als erster Obduzent veranlasst, dem Gericht mitzuteilen, dass das in Heft 24 der Illustrierten »Stern« vom 3. Juni 1976 auf Seite 62 und 63 abgedruckte Bild mit dem Schädel des Herrn Schmücker nicht von uns an die Redaktion oder an eine andere Person weitergegeben worden ist. In einem anderen Fall habe ich eine ähnliche Erfahrung machen müssen, nämlich dass der in meinem Gutachten über den ehemaligen Staatsratsvorsitzenden der DDR Erich Honecker abgebildete Lebertumor noch während der Gerichtsverhandlung in einer Berliner Zeitung zu sehen war (»Bild«-Zeitung vom 8. November 1992). Mit solchen Veröffentlichungen werden natürlich bestimmte Zwecke verfolgt, auf der anderen Seite handelt es sich um besonders »sensible« Informationen. Auf die ärztliche Tätigkeit bezogen würde die Schweigepflicht einer Veröffentlichung entgegenstehen, es sei denn, dies geschieht mit Zustimmung bzw. auf Wunsch des Patienten.

Zurück zum Fall Schmücker. Nach dem Bekennerschreiben kamen die Ermittler den vermeintlichen Tätern sofort auf die Spur. Überraschend schnell legte einer der Verdächtigen, Jürgen Bodeux, ein Geständnis ab und wurde Kronzeuge der Anklage. Was folgte war das wohl längste Strafverfahren der deutschen Justizgeschichte, dass sich bis 1991 hinzog. Dreimal hatte der Bundesgerichtshof in dieser Zeit das Urteil aufgehoben, wegen Manipulation, Ungereimtheiten und unaufgeklärten Aspekten. Wichtigster Grund war jedoch die Haltung des Verfassungsschutzes, der eine tiefe Verstrickung in diesen Fall geheim halten wollte. Offenbar handelte es sich bei Ulrich Schmücker nicht nur um einen Terroristen, sondern auch um einen V-Mann des Verfassungsschutzes, ebenso wie bei Jürgen Bodeux, dem Kronzeugen. Die während des Prozesses als verschwunden geltende Tatwaffe tauchte plötzlich in Besitz des

Verfassungsschutzes wieder auf. Es war sogar die Rede von V-Männern, die die Kanzlei der Verteidigung bespitzelten. Offenbar schienen die Verantwortlichen für Verfassungsschutz sehr genau über die Mordpläne an Schmücker informiert gewesen zu sein.

Die erste Ladung im Schmücker-Prozess erhielt ich in der Strafsache gegen Ilse Jandt u. a. wegen Mordes unter anderem zum 10. April 1978, es sollte aber nicht die letzte Ladung sein. Nach Feststellung aller Ungereimtheiten und der offensichtlichen Verstrickung des Verfassungsschutzes in den Fall war ein rechtsstaatlicher Prozess nicht mehr möglich, der Mord an Ulrich Schmücker blieb juristisch ungesühnt.

Bei Stefan Aust liest sich das Schlusskapitel im Schmücker-Verfahren wie folgt: »Die 18. Große Strafkammer des Landgerichts Moabit unter der Vorsitzenden Richterin Frau Dr. Tepperwien kam im Januar 1991 zu dem Urteil: ›Das Verfahren ist ohne Entscheidung in der Sache einzustellen. Die Angeklagten sind in ihrem Recht auf ein faires rechtsstaatliches Verfahren so schwerwiegend verletzt worden, dass das unmittelbar im Grundgesetz verankerte Rechtsstaatsprinzip einer Fortsetzung des Strafverfahrens entgegensteht‹. Damit war das längste Strafverfahren der deutschen Justizgeschichte beendet – 16 Jahre nach dem Mord an Ulrich Schmücker in der Nacht zum 5. Juni 1974. Nach insgesamt 591 Verhandlungstagen und drei jeweils vom Bundesgerichtshof aufgehobenen Urteilen klappte die 18. Große Strafkammer des Landgerichts Berlin die Akten zu. Die Verfahrenskosten lagen in zweistelliger Millionenhöhe. Die Angeklagten wurden für die Untersuchungshaft – Ilse Jandt etwa war mehr als sieben Jahre im Gefängnis – entschädigt. Nur der Angeklagte und ›Kronzeuge‹ Jürgen Bodeux war rechtskräftig wegen Mordes an Ulrich Schmücker verurteilt worden – er hatte das Urteil im ersten Verfahren angenommen. Es war ein Sieg der Verteidiger, die unermüdlich über viele Jahre für die Rechte ihrer Man-

Karikatur von Phillipp Heinisch, Rechtsanwalt im Schmücker-Prozess.

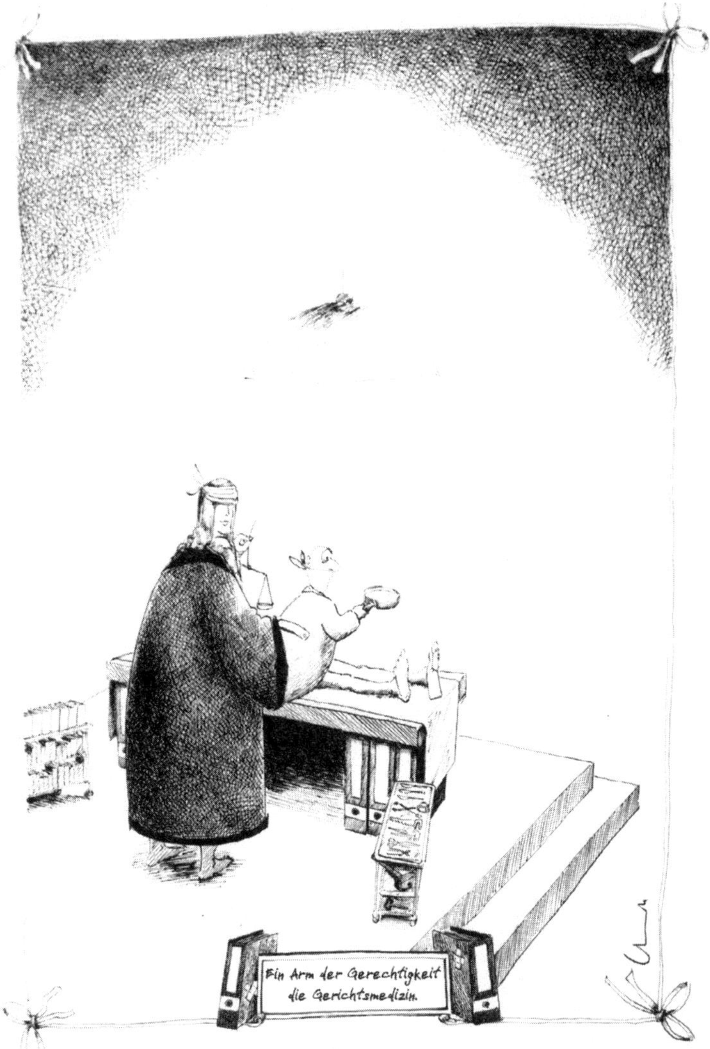

danten gestritten hatten, allen voran Philipp Heinisch[3], Rainer Elfferding und Wolfgang Panka, doch der Fall war nicht gelöst worden. Von wem Ulrich Schmücker tatsächlich in jener Juninacht 1974 erschossen wurde, ist bis heute – jedenfalls juristisch – ungeklärt. Ungeklärt blieb auch, wie nahe der Verfassungsschutz am Geschehen war, als sich die Tat ereignete.«

Offenbar war Ulrich Schmücker nur Mittel zum Zweck, wollte man doch die Anführer der terroristischen »Bewegung 2. Juni« dingfest machen, mit ihm als Lockvogel. Beide, Verfassungsschutz und Terrorgruppe, sahen in ihm den Verräter – letztere ermordeten ihn, so scheint es, erstere nahmen diesen Tod zumindest hin.

Mit Schreiben vom 1. August 1992 ist uns dann seitens der Staatsanwaltschaft mitgeteilt worden, dass unsere Asservate nicht mehr benötigt werden. Damit war auch für uns der Fall Schmücker abgeschlossen. Er füllt allerdings immer noch einen ganzen Aktenschrank.

Der Mord am höchsten Richter Berlins

Am Abend des 10. November 1974 wurde der 64-jährige Kammergerichtspräsident Günter von Drenkmann im Eingangsbereich seiner Wohnung aus nächster Distanz erschossen. Der »Tagesspiegel« fasst das Geschehen zusammen: »20.50 Uhr – An der verschlossenen Haustür des Mietshauses Bayernallee 10-11, in dem der Kammergerichtspräsident mit seiner Frau in einer Hochparterrewohnung lebt, wird geklingelt. Über den Türlautsprecher meldet sich ein Mann, er käme von der Firma Fleurop und bringe einen Blumenstrauß. Von Drenkmann, der am Tag zuvor seinen 64. Geburtstag gefeiert hatte, lässt den ›Boten‹ durch Betätigung des elektrischen Türöffners ein. Er hat keinerlei Verdacht. Wenig später kommt ihm der späte Besuch jedoch verdächtig vor. Er sieht durch den Spion der Wohnungstür und bemerkt einen Mann mit einem Strauß dunkelroter Nelken in der Hand. Von Drenkmann legt die Sperrkette vor und öffnet die Tür einen Spalt. Der ›Bote‹ drückt die Tür sofort auf. Frau von Drenkmann kann später nicht erklären, warum dies trotz vorgelegter Kette möglich war. Der Mann und ein Komplize geraten mit dem Kammergerichtspräsidenten in ein Handgemenge. Die beiden versuchen, von Drenkmann aus der Wohnung zu ziehen. Das Opfer und seine Frau schreien. Die Täter beschimpfen sie u. a. mit den Worten: ›Du verfluchter Kerl, Du böses Weib.‹ Plötzlich fallen Schüsse. Frau von Drenkmann sieht noch einen dritten Mann. Die drei Täter laufen weg. Der Kammergerichtspräsident sinkt zu Boden, nachdem er und seine Frau noch die Tür zugedrückt hatten. 20.55 Uhr – Frau von Denkmann alarmiert die Polizei. Sechs Minuten später ist eine Funkwagenstreife am

So sieht es die Anklge:
Drei Männer dringen in Richter Denkmanns Wohnung ein.
Seit gestern, nach der Aussage von Rainer Hochstein,
ist allerdings noch unklarer: Wer war der »Blumenbote« (links),
wer war der Todesschütze? Ralf Reinders oder Andreas Vogel?

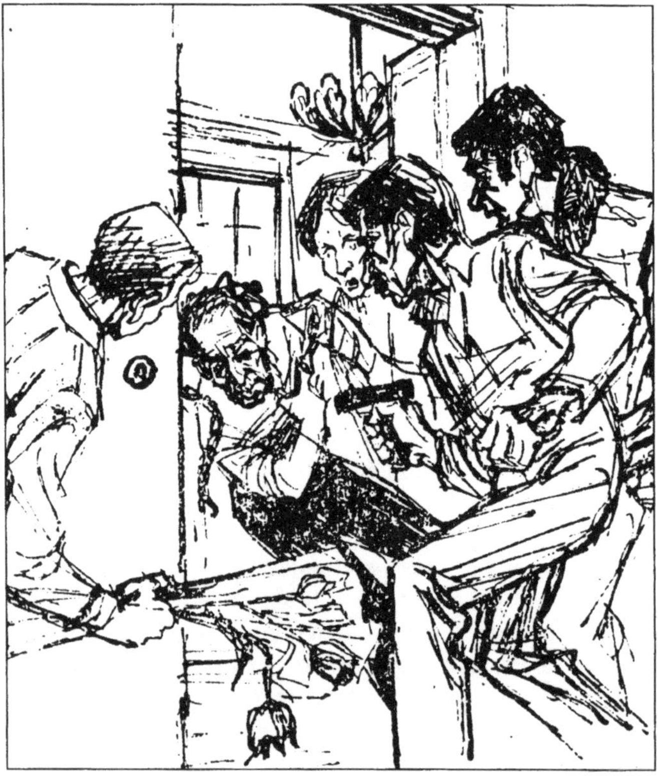

Ort. Der Kammergerichtspräsident wird in ein Krankenhaus gebracht. Dort wird sein Tod festgestellt. Zwei Schüsse hatten ihn in die Herzgegend getroffen.«

Als die Täter aus dem Haus flüchteten, stießen sie mit einem Ehepaar zusammen, das in dem Haus wohnte. Nach dessen Aussage waren es insgesamt fünf Männer, die auf die gegenüberliegende Straßenseite der Bayernallee flüchteten, wo ein Mercedes und ein heller Peugeot nicht erkannten Typs warteten. In den Wagen saß jeweils noch ein Mann am Lenkrad. Die Täter bestiegen die Fahrzeuge. Ein Wagen flüchtete in Richtung Theodor-Heuss-Platz, der andere in Richtung Heerstraße.

Nach den Aussagen Frau von Drenkmanns hatten die Täter einwandfreies Deutsch gesprochen. Der Schütze sei etwa 1, 80 Meter groß gewesen, schlank, etwa Mitte bis Ende 20, mit einem schmalen Gesicht. Er trug einen Oberlippenbart und einen so genannten Dschingis-Khan-Bart, der über die Mundwinkel geht. Keiner der Täter war maskiert.

Wenige Stunden nach der Tat, kurz nach Mitternacht, veranstaltete die Polizei eine Pressekonferenz, auf der ihre gesamte Führungsspitze vertreten war. Wie der Polizeipräsident erklärte, war der Kammergerichtspräsident nicht in dem Sicherheitsprogramm (Personenschutz), das von der Polizeispitze nach dem Tode von Holger Meins[1] noch einmal überprüft worden sei. Der Name von Drenkmann sei bei der Überprüfung zwar gefallen, man sei aber dann übereingekommen, dass für den Kammergerichtspräsidenten keine Schutzmaßnahmen erforderlich seien.

Wurde deshalb so entschieden, weil der Sozialdemokrat Drenkmann, das hohe Amt mit der leichten Hand eines Liberalen leitend, der die Menschen mochte und mit ihnen umzugehen verstand, nicht vordergründig Ziel der Terroristen zu sein schien? Oder hätte man ihn doch eher aus Sicht derer betrachten sollen, die ihn umbrachten – oberster Richter in

Berlin, Sohn eines preußischen Geheimen Oberfinanzrats, Fortsetzer der Familientradition als Kammergerichtspräsident und damit Teil der »Machthabenden«, die es für die RAF und ihr nahestehenden Gruppen zu bekämpfen galt?

Die Obduktion ist noch in der gleichen Nacht durchgeführt worden (Prof. Walter Krauland/Priv.-Doz. Dr. Volkmar Schneider). Nach dem Ergebnis der Obduktion ist der 64-jährige Kammergerichtspräsident Günter von Drenkmann an einem Herzschuss rasch gestorben (Brustdurchschuss). Ein zweites Geschoss war etwas tiefer in den Körper eingedrungen (Rumpfsteckschuss). Nach den späteren Aussagen eines Kriminalbeamten aus Wiesbaden handelte es sich um Hohlspitzgeschosse des Kalibers 38, die aus einem Revolver »Smith und Wesson Special« stammten. Die Waffe trug der 22-jährige Angeklagte Andreas Vogel bei seiner Festnahme am 26. März 1976 im

Das Berliner Kammergericht, Amtssitz des getöteten Kammergerichtspräsidenten von Drenkmann, Ansicht vom Kleistpark her.

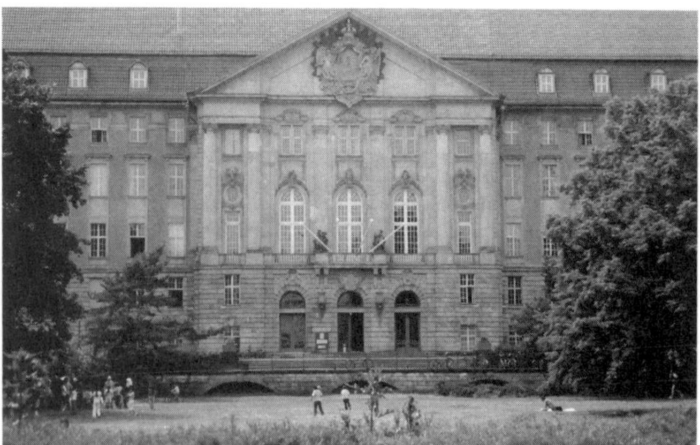

Darstellung der beiden Schussgänge unter Verwendung eines Körperschemas.

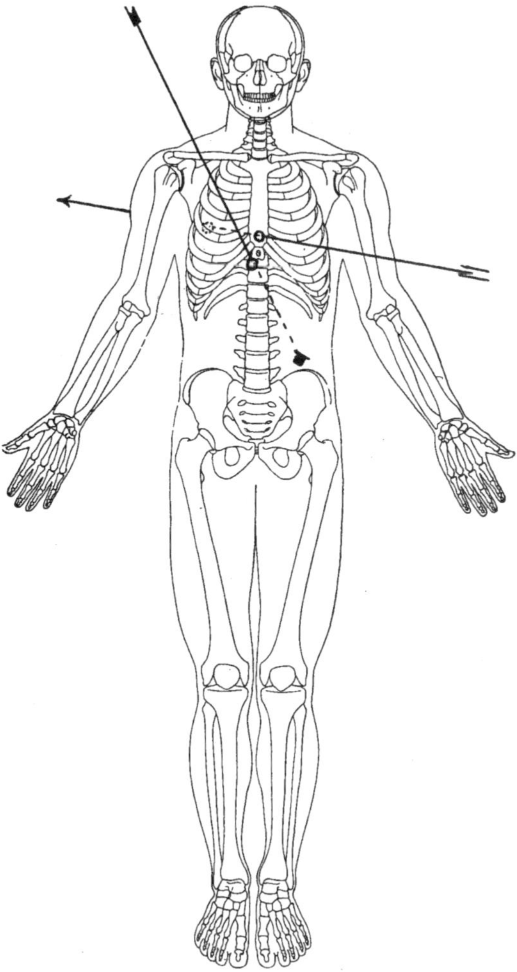

Hosenbund. Beide Schüsse sind aus geringer Distanz abgegeben worden, wie die Pulvereinsprengungen an der Kleidung aber auch an der Haut rund um die Einschusslücken zeigten (max. 20 Zentimeter). Bei dem Steckschuss konnte in der Aushöhlung textiles Material nachgewiesen werden, das offensichtlich von der durchschossenen Kleidung stammte. Dies zeigt, dass auch unabhängig von dem hier in Rede stehenden Fall die später aufgefundenen Geschosse nicht nur im Hinblick auf die Tatwaffe zu untersuchen sind, sondern auch im Hinblick auf Anhaftungen, wie auf Blutspuren bzw. Gewebereste. Im Fall des Kammergerichtspräsidenten kam auch das am Berliner Institut für Rechtsmedizin (FU) vorhandene Rasterelektronenmikroskop zum Einsatz, mit dem es möglich ist, Schmauchpartikel nachzuweisen und damit die Schussentfernung zu bestimmen. Diese Geräte, die natürlich heute weiterentwickelt sind, erlauben Aussagen zur Oberflächen-Mikromorphologie, aber auch zur chemischen Zusammensetzung (Elementanalyse).

Die Frage im konkreten Fall, ob der Kammergerichtspräsident »nur« entführt werden sollte und dabei die Waffe »unbeabsichtigt« betätigt worden ist, ist letztlich eine Frage der juristischen Bewertung und kann von uns Rechtsmedizinern allein nicht beantwortet werden. Die Informationen aller an der Ermittlung Beteiligter gehen in diese Bewertung ein, so auch natürlich die der Ballistiker (Schusswaffensachverständige). Als Rechtsmediziner kann man etwas sagen zur Schussentfernung, zur Schussrichtung, zu der Wirkung der Geschosse auf den Körper. Zur Reihenfolge wird man nur in den seltensten Fällen eine Aussage machen können, insbesondere wenn alle Schussverletzungen zeitnah erfolgt sind.

Im September 1975 und März 1976 wurden die Tatverdächtigen, unter ihnen Andreas Vogel und Ralf Reinders, festgenommen. Zu einer Verhandlung kam es aber nur in Zusammenhang mit einem anderen Fall – der Entführung des Berliner CDU-Vorsitzenden und Bürgermeisterkandidaten Peter Lorenz im Frühjahr 1975. Er wurde drei Tage vor der Wahl entführt, verantwortlich hierfür ebenso die »Bewegung 2. Juni«, die die Freilassung verschiedener Gefangener, zum Beispiel Horst Mahler[2], erpressen wollte – mit Erfolg. Die Inhaftierten wurden in den Jemen freigelassen und Lorenz behielt sein Leben. Zu dem im April 1978 beginnenden so genannten »Lorenz-Drenkmann-Prozess« wurde Prof. Krauland als Gutachter im Saal 700 des Kriminalgerichts angehört. Es war inzwischen der 36. Verhandlungstag. Man befragte ihn zu der unterschiedlichen Funktion von Revolvern und Pistolen. Auch die Witwe Drenkmanns war anwesend.

In der »BZ« vom 12. Oktober 1978 findet sich hierzu folgende Passage: »Der 30-jährige Angeklagte Ralf Reinders, der immer wieder versuchte, ihre Aussage [die der Witwe von Denkmanns] zu erschüttern: ›Als Sie mich bei der letzten Gegenüberstellung betrachtet haben, ist Ihnen da an meinen Augen etwas aufgefallen?‹ Christel von Drenkmann: ›Ja, im Gegensatz zu damals (bei der Blumenübergabe am Mordtag) haben Sie gelacht.‹« Die Witwe des Kammergerichtspräsidenten hat in den Vernehmungen Ralf Reinders als den »Blumenboten« identifiziert.

Als zweiter Obduzent wurde ich damals im Prozess vom Schwurgericht nur als Zeuge gehört. Es ging um die Erstuntersuchung des Getöteten im Krankenhaus in der Nacht zum 11. November 1974.

Inzwischen sind mehr als 30 Jahre ins Land gegangen. Die Erinnerungen an den damaligen Kammergerichtspräsidenten Günter von Drenkmann sind aber durchaus noch präsent. Und so war im »Tagesspiegel« am 11. November 2004 zu lesen: »Das Attentat auf den Kammergerichtspräsidenten war Folge der Rachelogik der ›Bewegung 2. Juni‹, einer Berliner Abspaltung der RAF: Am Vorabend hatte sich der Terrorist Holger Meins in der Haft zu Tode gehungert. Nicht Drenkmann, sondern Meins galten die Solidaritätsdemos linker Gruppen am

11. November. Das Verbrechen ist bis heute ungesühnt, denn der Versuch, im ›Lorenz-Drenkmann-Prozess‹ Klarheit zu schaffen, scheiterte. Sechs Mitglieder der Juni-Bewegung wurden 1980 zwar bis zu 15 Jahren Gefängnis verurteilt, doch dies betraf nur die Lorenz-Entführung 1975 sowie die Mitgliedschaft in einer kriminellen Vereinigung.«

Der Prozess konnte auch nicht klären, ob ein Mord an von Drenkmann überhaupt geplant war, oder ob er ähnlich wie Lorenz entführt werden sollte, um die Forderungen der Terroristen durchzusetzen. Der Fall Lorenz blieb übrigens der einzige in der Geschichte der RAF-Verbrechen, bei dem auf die Forderungen der Entführer eingegangen wurde.

Unter der Überschrift »Ein liberales Terroropfer – Elßholzstraße soll nach Günter von Drenkmann benannt werden« ist zu lesen: »Bislang erinnert an den Kammergerichtspräsidenten nur eine Gedenktafel im alten Kammergericht – bald aber soll die Elßholzstraße in Schöneberg seinen Namen tragen. Dafür setzen sich Justizsenatorin Karin Schubert (SPD) und die Fraktionen des Abgeordnetenhauses ein. Anlass: die 30. Wiederkehr seines Todestages.«

Das Berliner Kammergericht, an der Eltzholzstraße gelegen. Es besteht der Antrag, die Eltzholzstraße in von-Drenkmann-Straße umzubenennen.

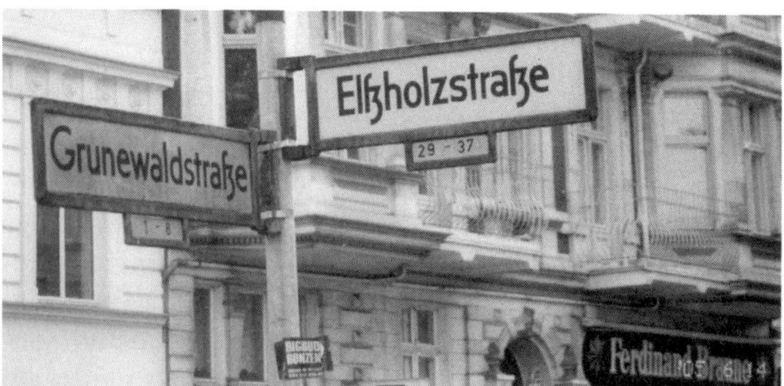

Gedenktafel für Günter von Drenkmann
in der Eingangshalle des Kammergerichts.

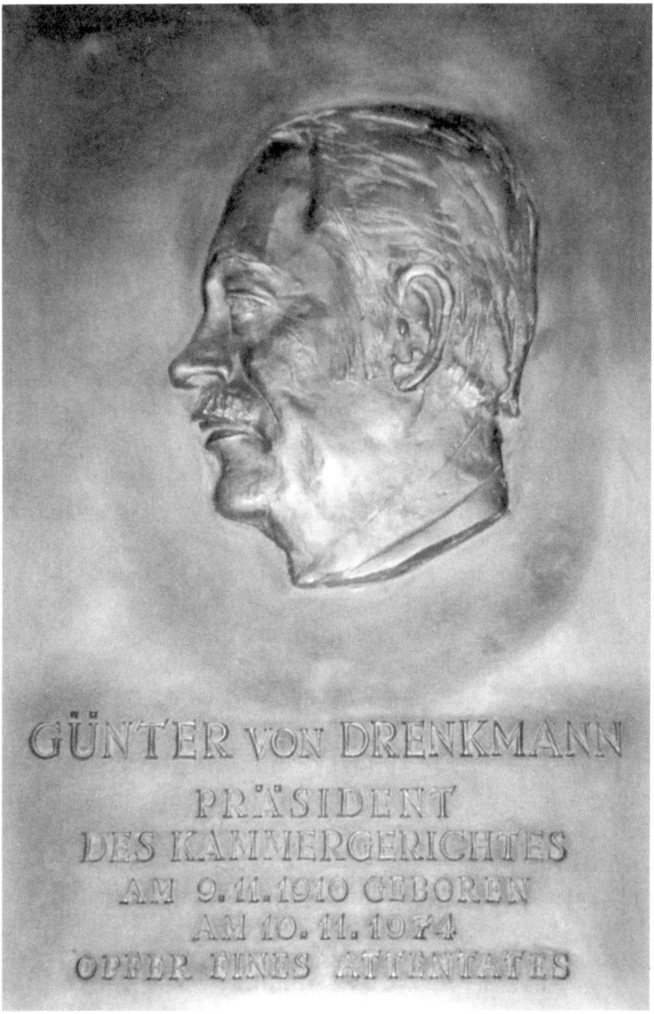
GÜNTER VON DRENKMANN
PRÄSIDENT
DES KAMMERGERICHTES
AM 9.11.1910 GEBOREN
AM 10.11.1974
OPFER EINES ATTENTATES

Liquidation auf Mielkes Befehl?

»Rund eine Stunde vor seinem Tod hat Michael Gartenschläger sich mit Schuhcreme das Gesicht geschwärzt. In die Taschen seines dunkelblauen Mantels verstaute er eine Pistole der Marke ›Star‹, einen Seitenschneider und ein Stück Angelschnur. Dann muss er Wolf-Dieter Uebe die Schrotflinte in die Hand gedrückt haben, bevor er die Kofferraumklappe des alten BMW schloss. Auch Lothar Lienicke hatte eine Waffe in der Jackentasche, als das Trio in dieser kühlen, trockenen Frühlingsnacht – Neumond war gerade vorbei – durchs Gehölz zum Grenzpfahl 231 schlich, wo die innerdeutsche Grenze von Süden kommend fast rechtwinkling nach Osten abknickte. ›Ich hatte ein mulmiges Gefühl, da stimmte was nicht‹, berichtet Uebe über diesen 30. April 1976 nordöstlich des holsteinischen Büchen. Doch weder ihm noch Lienicke gelang es, Gartenschläger von seinem Plan vollends abzubringen. Zumindest einen der berüchtigten Selbstschussautomaten ›SM-70‹ wollte der per Angelschnur zünden.«[1]

Zur Vorgeschichte: Michael Gartenschläger wurde 1944 geboren. Er war gelernter Dreher und Autoschlosser. 1961 wurde er durch das Bezirksgericht Frankfurt/Oder wegen Diversion im schweren Fall, staatsgefährdender Gewaltakte, staatsgefährdender Propaganda und Hetze im schweren Fall zu lebenslangem Zuchthaus verurteilt. Nach Verbüßung von neun Jahren und zehn Monaten, gesundheitlich stark angegriffen aber politisch nicht geläutert, wurde er 1971 von der Bundesrepublik Deutschland freigekauft und dorthin entlassen. In den Jahren 1973 und 1974 betätigte er sich zeitweise auch gemeinschaftlich als Fluchthelfer. Ein Artikel im Nachrichtenmagazin »Der Spiegel«[2] in dem berichtet worden war, dass den Behörden der Bundesrepublik die Arbeitsweise einer Selbstschussanlage an der Grenze zur DDR aller Wahrscheinlichkeit nach nicht bekannt sei, brachte Michael Gartenschläger auf die Idee, eine solche Anlage zu beschaffen. Ebenso wie die Tatsache, dass er die DDR-Propaganda entlarven wollte, die die Existenz solcher Anlagen immer bestritt.

In der Nacht zum 30. März 1976 ist Gartenschläger, laut »Spiegel« vom 8. November 1999, etwa 50 Meter südlich der Grenzsäule 231 zum Zaun gerobbt, habe dort die Zündkabel durchtrennt und die Schrauben gelöst – und dann »nichts wie weg«. Die geklaute SM 70 habe er dem Spiegel übergeben, der das Gerät in Labors zerlegen und analysieren ließ. Gartenschlägers Coup, so weiterzulesen, »erregte großes Aufsehen. In Kreisen eingefleischter DDR-Gegner war er auf einmal berühmt.

Ex-DDR-Bürger Gartenschläger, 1976 am Tatort.

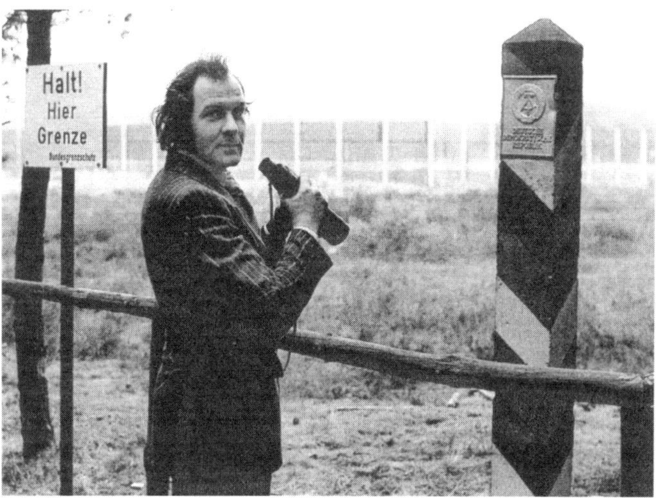

Am 22. April erhielt er einen Brief der ›Arbeitsgemeinschaft 13. August‹ mit der Bitte gegen ordentliches Honorar eine weitere Selbstschussanlage abzubauen. Noch in der Nacht des gleichen Tages zog er los und knipste nur 200 m vom ersten Tatort entfernt eine zweite SM 70 vom Zaun.«

Auch an besagtem 30. April 1976 war das Ziel, eine dieser mörderischen Selbstschussanlagen zu demontieren. Durch einen in seinem Bekanntenkreis eingeschleusten inoffiziellen Mitarbeiter (IM) der Stasi wurde dieser Plan verraten. Die Sicherung der Grenze wurde in diesen Tagen von Mitarbeitern der Hauptabteilung 1 des Ministeriums für Staatssicherheit begleitet. In der Nacht zum 1. Mai starb Michael Gartenschläger durch Schüsse aus Maschinenpistolen an der Grenze zu dem ihm so verhassten Land DDR.

Schon einen Tag nach Gartenschlägers zweiten Coup ist in einer schriftlichen »Information« von »Festnahme oder Liquidierung der Täter« die Rede. Die zweite Variante lautete »Festnahme oder Vernichtung«. Ehemalige MfS-Offiziere bestreiten bis heute, dass das ein Mordauftrag war. Im pervertierten Deutsch ihres Regimes erläuterte einer, habe »vernichten« oder »liquidieren« lediglich »die Anwendung der Schusswaffe unter den damaligen Schusswaffengebrauchsbestimmungen und nicht die Tötung eines Menschen bedeutet«[3].

Für den BND stand fest: Die Schüsse, mit denen der in Hamburg lebende DDR-Hasser Michael Gartenschläger im Frühjahr 1976 getötet wurde, seien auf höchste Weisung gefallen. Stasi-Chef Erich Mielke persönlich habe »die Ermordung« befohlen. Daraufhin hätten Spezialisten des Ministeriums für Staatssicherheit (MfS) Gartenschläger »auf DDR-Gebiet gelockt und weisungsgemäß erschossen« – ein kapitales Staatsverbrechen, so nachzulesen im »Spiegel«[4]. In den DDR-Medien hieß es, Gartenschläger habe den Schusswechsel begonnen.

Ein paar Wochen später erhielten alle vier Schützen den DDR-»Kampforden in Silber«. Sie hätten ihrem Staat »gewis-

um die Schilderung der Zeugen besser nachvollziehen zu können. In der Realität seien die Grenzanlagen wegen des ›zwischen Bundesinnenminister Schäuble und mir geschlossenen Vertrages‹ schließlich abgebaut worden. Diestel war 1990 letzter DDR-Innenminister.« Ein solches Modell ist dann auch in die Gerichtsverhandlung eingeführt worden.

Zur Vorbereitung meines Gutachtens lag mir der Bericht über die gerichtliche Obduktion einer damals noch unbekannten männlichen Leiche vom 1. Mai 1976 aus dem Institut für gerichtliche Medizin des Bezirkes Schwerin vor. Der Bericht bzw. das Obduktionsprotokoll hatte immerhin einen Umfang von 14 Seiten und trug die alleinige Unterschrift des damaligen Institutsdirektors. Insgesamt fanden sich neun Schussverletzungen. Der Tod war auf einen Brustdurchschuss zu beziehen: Tod durch Verbluten. Der Vorfall ereignete sich laut Totenschein am 30. April 1976 gegen 23.45 Uhr im Grenzabschnitt Leisterförde. Die Leiche wurde von Mitarbeitern der Untersuchungsabteilung der Bezirksverwaltung für Staatssicherheit (BVfS) Schwerin angeliefert und nach der Sektion auch wieder abgeholt. Im Vernehmungsprotokoll heißt es unter anderem: »Außer mir [der Institutsdirektor] war niemand vom Institut anwesend, selbst die Schreibkraft kam aus der Untersuchungsabteilung der BVfS. Und auch das während der Obduktion diktierte Protokoll wurde in allen seinen Ausfertigungen mitgenommen, ebenso auch die gefertigten Lichtbilder. Auch ist damals verfügt worden, dass die Sektion nicht im Sektionsbuch eingetragen wurde«.

In der Anklageschrift der Staatsanwaltschaft Schwerin wird ausdrücklich darauf hingewiesen, dass die Obduktion unter »konspirativen Umständen« vom Gerichtsmediziner Dr. W. durchgeführt wurde. In Fällen dieser Art war ein solches Vorgehen offensichtlich üblich. Es wäre aus rechtsmedizinischer Sicht schon interessant, einmal in die Akten bzw. das Archiv des gerichtsmedizinischen Instituts in Bad

Saarow (Institutsgründung 1980) Einblick zu nehmen, wo später die Todesfälle an der Mauer bzw. an den Grenzanlagen untersucht wurden. Ich gehe davon aus, dass die Staatsanwaltschaft II beim Landgericht Berlin (strafrechtliche Verfolgung der so genannten DDR-Regierungskriminalität) diese »Informationsquellen« gesichtet hat. Die Nachbegutachtung von Fällen der beschriebenen Art – und von diesen hatten wir eine Reihe – ist natürlich umso schwieriger je weniger Unterlagen noch vorliegen. Die wichtigste Informationsquelle ist nach wie vor das Obduktionsprotokoll. Wichtig wären dann aber auch die bei der Obduktion gefertigten Lichtbilder und die Ergebnisse der weitergehenden Untersuchungen, insbesondere der Laboruntersuchungen bzw. der kriminaltechnischen Untersuchungen.

Angeklagt von der Staatsanwaltschaft Schwerin wurde dann im Oktober 1995 Peter R., geboren 1955, Uwe W., geboren 1954 und Walter L., geboren 1949, gemeinschaftlich versucht zu haben, einen Menschen aus niedrigen Beweggründen zu töten. Der Angeschuldigte R. war mit einem leichten Maschinengewehr, die Anderen jeweils mit einer Maschinenpistole der Marke »Kalaschnikow« bewaffnet. Der Sondereinsatz, so in der Anklageschrift, galt Michael Gartenschläger, der bereits in der Nacht zum 30. März 1976 und in der Nacht zum 23. April 1976 in das Grenzgebiet eingedrungen war und jeweils eine Selbstschussanlage des Typs SM 70 abgebaut und mitgenommen hatte und von dem das MfS wusste, dass er selbiges ein drittes Mal versuchen würde.

Über den Prozess in Schwerin heißt es im Internet: »Am 9. November 1999 begann vor der 3. Strafkammer der Prozess gegen drei der vier Schützen, gegen den vierten Schützen, Herbert L., wurde keine Anklage erhoben, da er Kronzeuge der Anklage war. Es war Zufall, dass der Prozessbeginn zum 10. Jahrestag der deutschen Einheit gewählt wurde. In den Räumen des Schweriner Landgerichts war bis Dezember 1989 noch die

Bezirksverwaltung des Ministeriums für Staatssicherheit untergebracht. Der Gerichtssaal war bis auf den letzten Platz gefüllt. Drei Fernsehteams, zahlreiche Journalisten und Fotografen waren erschienen, um über den Prozess zu berichten. Viele ehemalige Angehörige des MfS waren gekommen, um ihre ›Kameraden‹ moralisch zu unterstützen. Da der eine Angeklagte (Peter R.) erst 20 Jahre zur Tatzeit war, fand der Prozess vor der Jugendstrafkammer statt. Die Schwester Michael Gartenschlägers war als Nebenklägerin zugelassen. Herbert L. sagte: Gegen 23.50 Uhr sah er in ca. 5 m Entfernung eine Gestalt auftauchen. Beim Entsichern seiner Waffe hätte er ein metallisches Geräusch verursacht. Er hörte ein pfeifendes Geräusch aus Richtung seines Gegenüber und einen Einschlag in seiner Nähe, ein Mündungsfeuer hätte er nicht gesehen. Daraufhin gab er einen Feuerstoß auf die Gestalt ab. Seine drei Kameraden schossen auch auf die Person. In einer Feuerpause eilte er als erster zu dem am Boden liegenden Gartenschläger, hob dessen Arm und sagte: ›Er lebt noch!‹ Auf Befehl des Zugführers Walter L. wurde er zurückgerufen. Daraufhin gaben seine drei Kameraden erneut Feuerstöße auf den am Boden Liegenden ab. Sie trugen auch den noch röchelnden Schwerverletzten durch ein Loch im Metallgitterzaun, während er Gartenschlägers Pistole sichergestellt hätte. Ein Arzt stellte nach Mitternacht den Tod von Michael Gartenschläger fest. Nach 21 Verhandlungstagen wurde am 24. März 2000 das Urteil gefällt. Die dritte Strafkammer des Landgerichts Schwerin sprach die Angeklagten vom Vorwurf des versuchten Mordes frei. Der Vorsitzende Richter sagte in der Urteilsbegründung: ›Wir sind nicht angetreten, um DDR-Geschichte zu bewältigen, zu bewerten oder zu beurteilen [...], es ist alles möglich, beweisbar ist es nicht.‹ Der Bundesgerichtshof lehnte im Mai 2001 den Revisionsantrag von Michael Gartenschlägers Schwester ab. Somit ist der Freispruch der Todesschützen rechtskräftig.«

In einem weiteren Verfahren ist dann ein ehemaliger Stasi-Offizier angeklagt worden. In einer Pressenotiz vom 17. Februar 2005 im »Tagesspiegel« heißt es dazu: »Der Prozess um die Tötung des DDR-Gegners Michael Gartenschläger an der innerdeutschen Grenze ist mit einem Freispruch für einen ehemaligen Stasi-Offizier zu Ende gegangen. Der Bundesgerichtshof (BGH) in Leipzig begründete das Urteil am Mittwoch mit der Verjährung der Vorwürfe nach DDR-Recht. Damit wurde laut BGH der letzte Fall um die Toten an der innerdeutschen Grenze abgeschlossen.«

Das schriftliche Urteil verzeichnet, dass »gewisse Zweifel daran aufkommen, ob überhaupt ernstliche Vorbereitung für eine Festnahme [Gartenschlägers] getroffen wurden und nicht von vornherein nur Vernichtung/Liquidierung ins Auge gefasst war«[7].

Damit endet auch für uns Rechtsmediziner an den beiden Westberliner Instituten, für die ich seit 1982/83 Verantwortung trage, eine Phase, die uns in besonderer Weise »in Atem« hielt. Es ging auf der einen Seite um die Nachbegutachtungen im Zusammenhang mit den so genannten Mauerschützenprozessen, auf der anderen Seite um die Begutachtung von vielen Angeklagten aus der politischen und militärischen Führung der ehemaligen DDR, Angeklagte, die auf ihre Vernehmungs- und Haftfähigkeit zu untersuchen waren. Danach ist in unsere Institute wieder Normalität eingezogen, wobei man natürlich, unsere Arbeit betreffend, nicht von Normalität reden kann. Soweit es sich um Leichensachen handelt, steht ja immer die Frage eines nicht natürlichen Todes im Raum und unter nicht natürlichem Tod als Todesart verstehen wir die verschiedenen Tötungsdelikte, aber auch die Selbsttötungen, die tödlichen Unglücksfälle und die Todesfälle im Zusammenhang mit medizinischen Maßnahmen.

Nun, auch über diesen Zeitabschnitt geht die Geschichte hinweg, aber man sollte vielleicht doch das eine oder andere in Erinnerung behalten. Nur wer um die Vergangenheit weiß, kann auch die Zukunft gestalten. Wir, die wir in West-Berlin gelebt haben, sind vielleicht, im Gegensatz zu den Menschen der ehemaligen Bundesrepublik, etwas stärker sensibilisiert, im Hinblick auf die untergegangene DDR. Meine persönlichen Erfahrungen waren geprägt durch die »Schikanen« an der innerdeutschen Grenze, insbesondere an den Transitübergängen.

Für mich stellt sich der Fall der Mauer und die Wiedervereinigung auch heute noch wie ein Wunder dar und all dies ohne Blutvergießen, ohne dass ein Schuss gefallen wäre. Wir haben dies sicher nicht den Linksintellektuellen der BRD zu verdanken. Dank gilt Gorbatschow und den mutigen Menschen der Montagsdemonstrationen, ganz besonders in Leipzig.

Der Fall Helmut (»Fiffi«) Kronsbein

Wenn man zur Zeit an Fußball denkt, dann denkt man an die vor uns liegende Fußballweltmeisterschaft in Deutschland im Jahr 2006, oder aber auch an den so genannten Schiedsrichterskandal des Jahres 2004. In diesem Zusammenhang fällt immer wieder der Club-Name »Hertha BSC«. »Hertha BSC« war auch der Club von »Fiffi« Kronsbein. Er war viele Jahre Trainer hier in Berlin, später ging er nach Hannover, genauer gesagt zu »Hannover 96«. Auch er hatte im Jahr 1984 und davor mit einem Skandal zu kämpfen. Am 12. Oktober 1984 war in der »Bild«-Zeitung zu lesen: »Freispruch nach Medizin-Gutachten aus Berlin.« Und weiter: »Im schwarzen Nadelstreifen mit Weste, weiß gepunkteter schwarzer Krawatte, die Hände auf der Anklagebank – so hörte Fiffi Kronsbein (69) gestern um 11.34 Uhr das Urteil des Schwurgerichts Hannover.«

Helmut Kronsbein war wegen Körperverletzung mit Todesfolge an seiner Frau Gerda angeklagt worden. Am 1. Juli 1979 hatte der frühere Hertha-Trainer seine »Mutti« um 7.00 Uhr morgens tot in der Badewanne gefunden.

Kripo-Ermittler hatten »Fiffi« vorgeworfen, er habe an dem Tag einen Fön in die Wanne geworfen, um einen Selbstmord seiner Frau vorzutäuschen, die er in Wirklichkeit vorher geschlagen hatte.

Die Gerichtsverhandlung dauerte 13 Verhandlungstage. Innerhalb dieser zweieinhalb Monate waren verschiedene Optionen für den Tathergang im Gespräch. Nach Aussage Kronsbeins habe seine Frau sich selbst getötet. Es kam aber auch ein Mord an ihr in Frage. Gestand Fiffi doch, dass er seine Frau geschlagen habe. Außerdem lässt der Staatsanwalt die Leichenteile auf Giftspuren untersuchen. Insgesamt sechs Rechtsmediziner werden mit Gutachten beauftragt, keiner kann sagen wie und wann Kronsbeins Frau starb. Letztendlich folgt der Freispruch Kronsbeins.

Den verdankt Fiffi einem rechtsmedizinischen Gutachten, dem sich der Richter in seiner Urteilsbegründung anschloss: »Wir haben keinen Zweifel am Stromtod von Frau Kronsbein. Auch die schwere Nackenverletzung ist dadurch erklärbar, denn: durch den Stromstoß verkrampfte sich die Nackenmuskulatur – dadurch zerriss das Muskelgewebe.«

Dazu war in der »Hannoverschen Allgemeinen« am 10. Oktober 1984 zu lesen: »Keiner der Professoren, die aus Berlin, Heidelberg, Hamburg und Bern eingeflogen waren, konnte exakt die entscheidende Frage beantworten: Wie ist Gerda Kronsbein tatsächlich ums Leben gekommen? Prof. Zink, vormals in Hannover, jetzt in Bern tätig, der damals die Obduktion der Leiche vorgenommen hatte, hält einen Stromtod in der Wanne, ausgelöst durch einen Fön, für durchaus möglich und ›mit dem Befund im Einklang‹. Nach Professor Naeve (Hamburg) ist ein elektrischer Tod ›eher unwahrscheinlich‹, während ›eine größere Wahrscheinlichkeit dafür spreche, dass der Tod durch eine äußere stumpfe Gewalteinwirkung ausgelöst worden sei‹. ›Sicheres kann nicht mehr festgestellt werden‹, steuerte Professor Joachim (Heidelberg) bei und das Rätsel dieses Falles, auch nach Anhörung einer gelehrten Professorenrunde, blieb ungelöst. Professor Schneider (Berlin) brachte die medizinische Gewissheit über den Todeszeitpunkt zugunsten von Helmut Kronsbein ins Wanken. Er berichtete von zwei Fällen, bei denen Stromtod vorlag und eine beschleunigte Totenstarre eingesetzt hatte. Mit dem Fall Kronsbein beginne jetzt erst die Diskussion, wie sich ein Stromtod auf die Totenstarre auswirke. Der Professor sorgte für eine weitere bemerkenswerte Information: Der Elektrotod in der Badewanne mit Hilfe eines Föns sei nicht selten. Vor allem Frauen in mittleren

Jahren schieden auf diese Weise aus dem Leben. Erst am frühen Abend war der Auftritt der Gutachter beendet.«

Die Frage der Todeszeit war neben der eigentlichen Todesursache deswegen von so großer Bedeutung, weil die Angaben des Angeklagten zum Auffinden seiner Frau in der Badewanne zeitlich differenzierten zu dem errechneten Todeszeitpunkt auf Grund der Leichenveränderungen (Totenstarre). Die Anklage hatte behauptet, »Fiffi« Kronsbein hätte seine Ehefrau Gerda geschlagen, und sie wäre dann an den Verletzungen zwischen 0.00 und 3.00 Uhr nachts gestorben. Der Ex-Trainer hätte dann den leblosen Körper in die wassergefüllte Badewanne gelegt, um Selbstmord vorzutäuschen. Helmut Kronsbein indes hatte immer wieder beteuert, Gerda habe ihn noch morgens um 6.00 Uhr wachgeküsst, sie sei mit eingeschaltetem Fön in die Wanne gestiegen und habe den Freitod gefunden.

In der »Berliner Morgenpost« vom 12. Oktober 1984 war über den Prozess in Hannover Folgendes zu lesen: »Nach dem

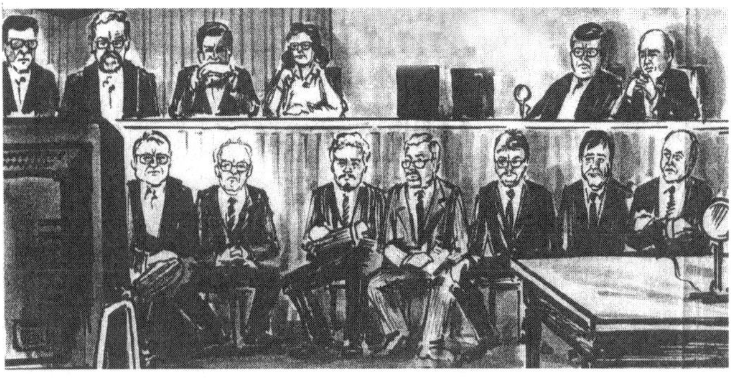

Gebannt sehen Richter, Sachverständige, »Fiffi« und sein Anwalt auf den Videofilm (50 Minuten), der im Schwurgerichtssaal vorgeführt wurde. »Fiffi« Kronbein untere Reihe zweiter von links.

Freispruch erster Klasse auf Kosten der Staatskasse ließ Ex-Bundesligatrainer Helmut Kronsbein seinen Tränen freien Lauf. Gestützt von seinem Verteidiger verließ ein völlig gebrochener und erst seit gestern voll rehabilitierter alter Mann den Schwurgerichtssaal 127 in Hannover. Das Urteil ist rechtskräftig. Der Staatsanwalt verzichtete ostentativ auf Revision, auch hatte er zuvor Freispruch beantragt. In nur 27 Minuten Urteilsbegründung zeichnete der Schwurgerichts-Vorsitzende die ganze Tragödie des Falles Kronsbein auf und sparte dabei nicht mit derber Kritik an damaligen Ermittlungsbehörden. ›Herr Kronsbein ist nicht mehr der überführte Lügner, eine andere Möglichkeit als die Schilderung des Angeklagten ist kaum noch denkbar‹. Letztlich hat der Berliner Gerichtsmediziner Professor Volkmar Schneider ›Fiffi‹ gerettet. Nach dem heutigen Stand der Wissenschaft könne bei einem Stromtod schon nach einer Stunde Leichenstarre eintreten und damit die Angaben voll zutreffen, die ›Fiffi‹ Kronsbein gemacht habe. Im Urteil stützte sich das Gericht voll auf diesen Wissenschaftler. Die Kritik des Schwurgerichts kam geballt. Damals, beim Auffinden der Leiche, sei kein Gerichtsmediziner hinzugezogen worden. Den umstrittenen Indizienprozess wertete der Verteidiger als einen ›Ballon, der mit schlechter und giftiger Luft gefüllt war‹. Damit spielte er auf die dubiosen Ermittlungsmethoden an. Einem überaus eifrig ermittelnden Kriminalbeamten verdankt ›Fiffi‹ überhaupt die Anklage.« Und abschließend heißt es in dem Zeitungsbericht: »Am Wochenende wird er in Berlin beim Fußballspiel von Hertha gegen Oberhausen auf der Tribüne sitzen und auch das 6-Tage-Rennen besuchen.«

Dass bei einer Hauptverhandlung mehr als ein medizinischer Sachverständiger beigezogen wird, ist relativ selten, aber nicht außergewöhnlich. Dass aber so viele wie hier in Hannover um eine gutachterliche Stellungnahme gebeten werden, ist schon die Ausnahme. Ich selbst erinnere mich an einen ähnlichen Fall, der vor einem Schwurgericht in Göttingen verhandelt worden ist. Auch dort ging es um einen fraglichen Stromtod. Die Anklage lautete allerdings auf Mord.

Normalerweise erwartet man an der Haut Strommarken dort, wo es zum Kontakt mit stromführenden Leitungen gekommen ist. Diese sind in der Regel in ihrem Aussehen ganz typisch. Man findet meistens zentrale Verschmorungen, umgeben von wallartigen Aufwerfungen der Haut, und wenn man sich diese Bereiche unter dem Mikroskop ansieht, dann gibt es ebenfalls ganz charakteristische Veränderungen, die in jedem Lehrbuch nachzulesen sind. Diesen Veränderungen zu Grunde liegt die lokale Hitzebildung (thermoelektrische Einwirkung), die natürlich abhängig ist von der Stromdichte an den Kontaktstellen. Bei einem breitflächigen Kontakt können deshalb die Strommarken ausbleiben, so eben auch bei einem Stromtod im Wasser (z. B. Badewanne).

Der Fall Kronsbein war für uns Anlass, die am Berliner Institut in den Jahren davor untersuchten Stromtodesfälle in der Badewanne noch einmal näher aufzuarbeiten. Die gewonnenen Ergebnisse sind dann auch später in einer wissenschaftlichen Publikation niedergelegt worden. Wichtig auch für Laien ist, dass Elektrogeräte – meistens dürfte es sich um einen Fön handeln – im Wasser weiterlaufen können, ja sie können sogar das Badewasser aufheizen. Andererseits muss es nicht stets zu einem tödlichen Stromschlag in der Badewanne kommen. Entscheidend ist der Stromfluss (bzw. die Stromstärke) durch den Körper. Bei 100 Milliampere und mehr kommt es in der Regel zum Herzkammerflimmern, das dann über eine ausbleibende Durchblutung des Gehirns zum Tode führt. Wichtig ist, dass die Helfer, so beim Bergen der Leiche, nicht ins Badewasser greifen, bevor die Stromzuführung unterbrochen ist.

Erfahrungsgemäß handelt es sich zumeist um Selbsttötung, oft bei Frauen im höheren Lebensalter, seltener um Unglücksfälle, vereinzelt wurden aber auch Tötungen beschrieben.

Ganz allgemein ist zu sagen, dass Fälle, wie hier beschrieben, immer wieder Anlass geben, noch offene Fragen wissenschaftlich zu bearbeiten auch unter Einbeziehung anderer Fachdisziplinen. Dies wiederum macht die Arbeit des Rechtsmediziners so interessant. Einen fraglichen Stromtod wird man als Rechtsmediziner allein kaum abschließend beurteilen können, sondern nur im Zusammenwirken mit einem auf diesem Gebiet erfahrenen Kriminaltechniker. Die Aufgabe des Kriminaltechnikers besteht in der Untersuchung der elektrischen Geräte und in der elektrischen Überprüfung vor Ort. Ich selbst erinnere mich an mehrere Fälle, in denen nur in Zusammenarbeit mit den Kriminaltechnikern ein Stromtod letztlich nachzuweisen war. Das ist so ähnlich wie bei Schusstodesfällen, wo wir immer auch mit forensisch erfahrenen Ballistikern zusammenarbeiten.

Und noch ein Weiteres lehrt dieser Fall, dass man nämlich nicht vorschnell mit einer abschließenden Beurteilung aufwarten sollte. Erst nach Zusammentragen aller Befunde sollte man den Versuch unternehmen, sich ein abschließendes Bild zu machen. Manchmal liegen die Dinge relativ einfach, manchmal ist die Aufklärung eines Tatgeschehens außerordentlich schwierig. Aber auch die zunächst einfach liegenden Fälle können sich später als gar nicht so unkompliziert entpuppen.

Auch wenn der naturwissenschaftliche Beweis sehr viel überzeugender sein dürfte als beispielsweise der Zeugenbeweis sollte der Rechtsmediziner bzw. der in der Rechtsmedizin tätige Naturwissenschaftler nicht nur den woanders erhobenen, sondern auch den eigenen Befunden immer kritisch gegenüberstehen. Es gibt bekannterweise nicht nur Fehlurteile, es gibt auch Fehlgutachten. Unerträglich wäre es, wenn beispielsweise durch ein solches Fehlgutachten jemand zu Unrecht eines Tötungsdeliktes beschuldigt wird und möglicherweise erst nach längerer Untersuchungshaft durch ein weiteres Gutachten freikommt. Solche Fehlleistungen sollten zu verhinden sein, indem man nichteindeutige Befunde entweder selbst noch einmal überprüft oder durch andere prüfen lässt, oder aber, sollte es verschiedene Deutungen geben, diese in den Gutachten vermerkt.

Im Fall »Fiffi« Kronsbein bin ich seinerzeit von der Verteidigung mit der Erstellung eines Zweitgutachtens beauftragt worden. Wenn man die Leiche nicht gesehen und die Obduktion nicht selbst durchgeführt hat, dann ist man begreiflicherweise auf die bereits erhobenen Befunde angewiesen. Wichtig ist, dass man sich dabei aus seiner Position als Zweitgutachter von einer leicht aufkommenden Überheblichkeit freimacht. Ein Zweitgutachten darf nicht zu einem »Prestigegutachten« werden.

Ein weiterer Aspekt wäre in diesem Zusammenhang noch zu beachten, nämlich der, dass sich manch ein Gutachter weigert, für die Verteidigung ein Gutachten zu erstellen aus der Angst heraus, dieses Gutachten könnte vor Gericht als so genanntes Parteiengutachten abgewertet werden. Hintergrund dessen ist, dass mitunter die Meinung vertreten wird, ein Gutachten, das im Auftrag der Staatsanwaltschaft bzw. des Gerichts erstellt wird, sei höher zu bewerten als ein Gutachten, um das die Verteidigung nachsucht. Ebenso sei ungewiss, ob ein für die Verteidigung erstelltes Gutachten später in die Gerichtsverhandlung eingeführt wird.

Ich selbst sehe diese Dinge anders. Gerade im Fall Kronsbein habe ich mir später die Frage gestellt, wie wohl der Prozess ausgegangen wäre, wenn ich von der Verteidigung nicht gebeten worden wäre, zu einigen, allerdings wesentlichen Fragen gutachterlich Stellung zu nehmen. Mir zugute kam dabei allerdings, dass ich mich mit dem Stromtod schon in den Jahren davor intensiv wissenschaftlich, auch im Rahmen meiner Habilitation, beschäftigt habe.

Berlins »Schwangere Auster« stürzt ein

»Erst ein dumpfes Grollen, dann ein gespenstisches Bersten und Krachen, schließlich ein ohrenbetäubendes Getöse von zusammenbrechenden Betonmassen. So erlebten 120 Menschen – hauptsächlich Teilnehmer der Maklertagung – in der Berliner Kongresshalle die Einsturz-Katastrophe. Das Bauwerk, von den Berlinern liebevoll ›Schwangere Auster‹ genannt, ist nur noch eine Ruine. Zu der Katastrophe war es gekommen, als eine Hälfte des riesigen Dachkranzes abbrach und in die Tiefe stürzte. Auch die Fußgängerbrücke, die zum Haupteingang führt, ist eingestürzt«, so die »Berliner Zeitung« am 21. Mai 1980.

Diese Katastrophe ereignete sich ganze 23 Jahre nach Bauabschluss. Sind die Teilnehmer der Maklertagung nur Zeugen und glückliche Überlebende des Unglücks, so begrub das Dach der Kongresshalle unter seinen Trümmern doch einen Menschen. Es war der 26 Jahre alt gewordene Wirtschaftsredakteur Hartmut Küster. Er überlebte die Katastrophe zunächst, starb dann aber sechs Tage später an den Folgen seiner schweren Verletzungen. Ein neurochirurgischer Eingriff konnte nichts mehr ausrichten. Dieser war erforderlich geworden, da schwere Kopfverletzungen vorlagen (Schädelhirntrauma). Es bestanden Verletzungen am Gehirn, insbesondere rechts und basal. Aus diesen war es zu Blutungen zwischen die Hirnhäute gekommen. Um die Blutung auszuräumen und um das Gehirn zu entlasten (Hirndruck), wurde eine größere Knochenschuppe entfernt (Trepanation). Trotz dieses Eingriffes hat sich das Gehirn aber nicht mehr erholt. Bei der Sektion fanden sich die typischen Zeichen des Hirntodes mit deutlicher Mittellinienverdrängung. In den Fällen, in denen die Verletzungen überlebt werden, kann zu einem späteren Zeitpunkt die herausgenommene Knochenschuppe wieder eingesetzt werden. Mitunter wird sie bis dahin in die Bauchhaut des Patienten eingelegt.

Die gerichtliche Obduktion fand am 29. Mai 1980 statt (Prof. Walter Krauland / Prof. Volkmar Schneider).

Die Kongresshalle, die, wiederaufgebaut, jetzt das Haus der Kulturen der Welt beherbergt, galt als eines der interessantesten Bauwerke Berlins. Sie entstand 1957 im Zuge der Internationalen Bauausstellung als Beitrag der USA, gestiftet von der Benjamin-Franklin-Stiftung, und steht unter Denkmalschutz. Eröffnet wurde die Interbau seinerzeit vom Bundespräsidenten Theodor Heuss und vom Regierenden Bürgermeister Berlins Otto Suhr. Mittelpunkt der Ausstellung war das im Krieg völlig zerstörte Hansaviertel am Nordrand des Tiergartens. An der Realisierung des Projektes beteiligten sich 48 namhafte Architekten aus 13 Ländern, zehn Gartengestalter sorgten dafür, dass der ebenfalls neu bepflanzte Tiergarten weit in das Wohngebiet mit einbezogen wurde. Die Kongresshalle steht an der Stelle, an der früher die Kroll-Oper stand. Durch ihre außergewöhnliche Architektur gehört sie zu einem neuen Gebäudetypus. Ihre symbolische Funktion, ein Manifest für die Freiheit des Gedankens und des Ausdrucks, spiegelt sich in ihrer Architektur wider. Der amerikanische Architekt Hugh Stubbins konzipierte einen Bau, der vor allem durch eine großzügige und sehr offene Raumgestaltung gekennzeichnet ist und über ein ungewöhnlich geschwungenes Dach verfügt. Der Architekt selbst verstand es immer als ein »Dach des großen Versprechens«[1] Unter diesem Dach sollte den Leistungen keine Grenzen gesetzt werden.

Die bautechnische Umsetzung des programmatischen Anspruches stieß jedoch auf Schwierigkeiten. Der ursprüngliche Entwurf sah ein nur auf zwei Säulen liegendes, ansonsten frei schwebendes Dach vor. Die Idee entsprach dem damaligen Zeitgeist des organischen Baues. Das von Stubbins vorgesehene freitragende Dach für die Kongresshalle war jedoch so nicht realisierbar. Dennoch wurde an der Idee grundsätzlich festgehalten – eine Hilfskonstruktion sollte her, um das gewagte Vorhaben in die Tat umzusetzen. Eine Abstützung mittels eines zusätzlichen Ringbalkens über den Außenwänden des Auditoriums, der das auf nur zwei Punkten liegende Dach unterstütze, wurde geplant. Unter Architekten fand diese Konstruktion nicht nur Befürworter, sondern auch heftige Kritiker. »Noch nie hat es ein hängendes Dach mit einer solchen teuren und umständlichen Konstruktion gegeben«[2], urteilte Frei Otto[3] 1956. Angesichts des äußerst komplizierten und empfindlichen Dachtragwerks der Kongresshalle gab es Sicherheitsbedenken bezüglich der Technik.

Nach der Katastrophe am 21. Mai 1980 wurde ein Gutachten zum Teileinsturz in Auftrag gegeben, das abschließend zu folgendem Ergebnis kam: »Der Einsatz des südlichen Außendaches und Randbogens der Kongresshalle in Berlin wurde durch konstruktive Mängel bei der Planung und Bauausführung der Außendächer und als Folge davon durch korrosionsbedingte Brüche ihrer den Randbogen tragenden Spannglieder verursacht«[4].

Wäre das Unglück elf Jahre früher geschehen, hätte es auch uns als Rechtsmediziner treffen können. Denn zu diesem Zeitpunkt fand in der Berliner Kongresshalle die 48. Tagung der Deutschen Gesellschaft für Rechtsmedizin statt. Welch ein zeitgeschichtlicher Zusammenhang im Rückblick. Tagungspräsident war damals mein Lehrer und Amtsvorgänger Prof. Krauland, der 1955 aus Innsbruck kommend über Münster an die Freie Universität Berlin berufen wurde.

1982 beschloss der Senat von Berlin den Wiederaufbau der Kongresshalle. Fünf Jahre dauerte die Rekonstruktion, die zum einen die wesentlichen Gedanken Stubbins realisieren und zum anderen den technischen Anforderungen und Sicherheitsbestimmungen genügen musste. Der Wiederaufbau erforderte daher einige Veränderungen hinsichtlich der Technik. Die konsequente Trennung der Funktionen des Daches zum einen als Raumabschluss und zum anderen als architektonisches Zeichen wurde realisiert. Obwohl ein derart ungewöhnliches Dach auch in den 80er Jahren des 20. Jahrhunderts noch ein kühnes Unterfangen war, wurde eine Lösung von den Architekten Hans-Peter Störl und Wolf-Rüdiger Borchardt entwickelt, die den langjährigen Sicherheitsanforderungen entspricht. Die politische Vorgabe, die Kosten für den Wiederaufbau auf 50 Millionen DM zu begrenzen, wurde erfüllt. 1987 wurde der Bau wieder für den Publikumsverkehr geöffnet. Die Wasserflächen vor dem Gebäude werden durch Skulpturen, unter anderem von Henry Moore, geschmückt. Am Haupteingang erinnert eine Gedenktafel an den tödlich verunglückten SFB-Redakteur Hartmut Küster. In einem Turm unweit der Halle ist eines der größten Glockenspiele der Welt untergebracht. Es ertönt täglich um zwölf und 18 Uhr.

Wegen Mängeln an der Stahlbetonkonstruktion stürzte das Dach der Kongresshalle ein. Der Koch konnte sich durch den Hinterausgang retten.

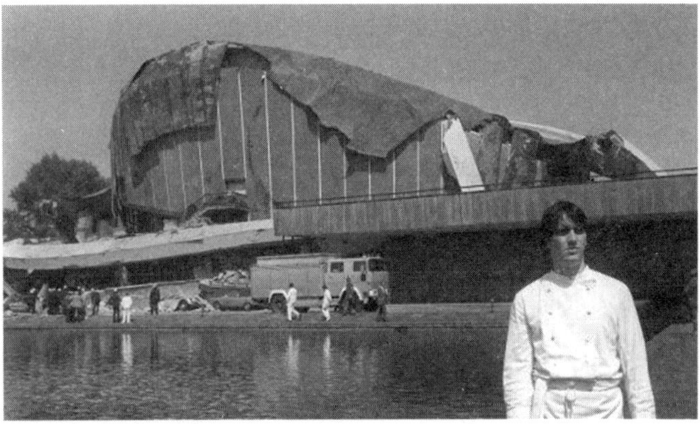

Am 23. Mai 2005 wurde im »Tagesspiegel« der »Katastrophe« gedacht unter dem Titel: »Europas kühnster Bau hielt der Zeit nicht stand – vor 25 Jahren zerbarst ein Symbol«. Eingangs heißt es in diesem Beitrag: »Aus heiterem Himmel stürzte das Dach der Kongresshalle ein. Es klang wie nicht allzu ferner Gewitterdonner. Die Vögel wurden still. Wer an diesem Mittwochvormittag im großen Tiergarten spazierte oder auf einer Bank saß, schaute zum blauen Himmel, merkwürdig. War wieder ein russischer Düsenjäger durch die Schallmauer geknallt? Es donnerte nicht wieder. Kurze Zeit später setzte aber ein immer lauter werdendes Geheul von Polizei-, Feuerwehr- und Notarztwagen ein. Es musste was Schlimmes passiert sein, sagten sich die Leute im Tiergarten, vielleicht ein Terroranschlag?«

Es grenzt an ein Wunder, dass beim Teileinsturz damals nicht mehr Menschen den Tod gefunden haben.

Das Haus der Kulturen der Welt nach dem Wiederaufbau.

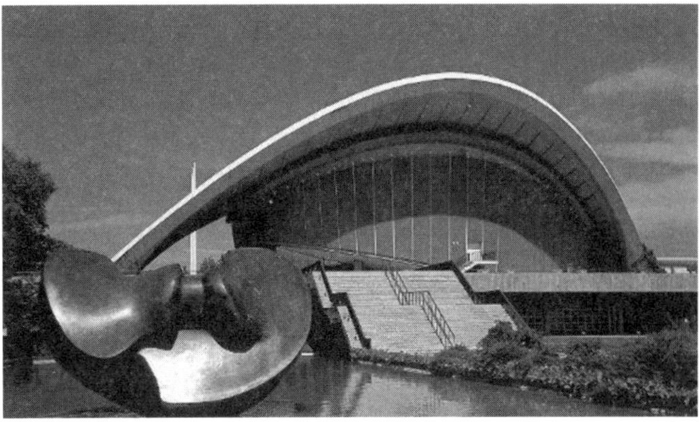

Der Tod Klaus-Jürgen Rattays – Absicht oder Unfall?

Am 22. September 1981 wurde von dem Zeugen D. um 14.18 Uhr der Rettungstransportwagen der Feuerwache Schöneberg wegen eines Verkehrsunfalls zur Kreuzung Bülowstraße/Potsdamer Straße in Berlin-Schöneberg alarmiert. Das Fahrzeug traf um 14.20 Uhr ein und nahm einen Vermummten in schwarzer Lederjacke – von einem anwesenden Arzt als klinisch tot bezeichneten – Mann mit schweren Schädelverletzungen auf, um ihn unverzüglich ins Elisabeth-Krankenhaus zu fahren. Dort stellte der diensthabende Arzt den zwischenzeitlich eingetretenen Tod fest. Der Tote führte in seiner Kleidung einen Reisepass mit sich, der auf Klaus-Jürgen Rattay lautete. Durch Abnahme von Vergleichsfingerabdrücken wurde der Verstorbene eindeutig als der Passinhaber identifiziert.

Auch die 1980er Jahre brachten für Berlin, nach den politisch aufgeheizten 1960er und 1970er Jahren, keine Ruhe – die Berliner Hausbesetzer-Problematik[1] führte zu Demonstrationen, Besetzungen von Häusern und deren Räumung, zu politischen Kontroversen, die oftmals auf der Straße ausgetragen wurden. Einer dieser Hausbesetzer war Klaus-Jürgen Rattay und an diesem Tag, kurz vor seinem Tod, demonstrierte er gegen die Räumung von acht besetzten Häusern.

Die gerichtliche Obduktion der Leiche Rattays wurde am darauffolgenden Tag durchgeführt (Prof. Walter Krauland/Prof. Volkmar Schneider). Als Todesursache fand sich eine ausgedehnte Zertrümmerung des Gehirnschädels, darüber hinaus war es noch, wie die spärlichen Totenflecke und die Blässe der inneren Organe zeigten, zu einer erheblichen Blutung – offensichtlich nach außen – gekommen. Ein klaffender, quer verlaufender Scharnierbruch an der Schädelbasis ließ vermuten, dass der Kopf in seitlicher Richtung zusammengedrückt worden ist. Eine charakteristisch geformte Schürfung an der linken Gesichtsseite ließ an eine Abdruckspur eines Reifens denken. Dehnungsrisse an der Rückseite der linken Ohrmuschel wurden in dem später erstellten abschließenden Gutachten noch näher diskutiert. Eine alkoholische Beeinflussung konnte zum Zeitpunkt des Todes ausgeschlossen werden, ebenso eine Beeinträchtigung durch zentral wirksame Medikamente bzw. Drogen. Bei der Schwere der festgestellten Verletzungen war davon auszugehen, dass der Tod sehr rasch eingetreten sein musste. Allerdings war es noch, wie die spätere feingewebliche Nachuntersuchung der Lungen zeigte, zu einer Fetteinschwemmung

Reifenprofil, abgenommen an der Leiche des tödlich verletzten Demonstranten.

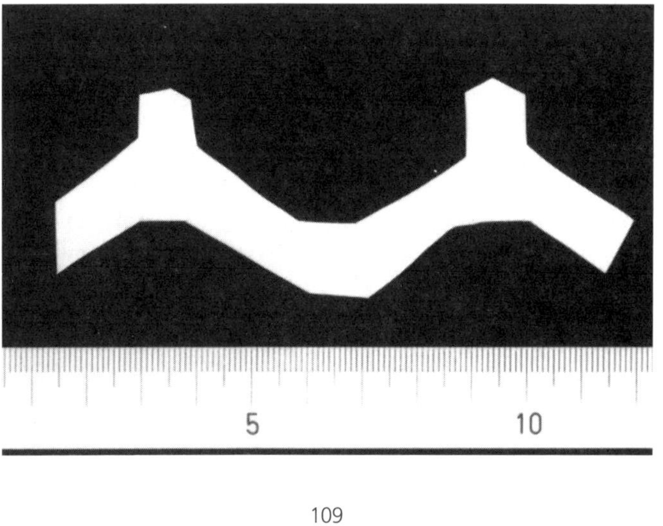

gekommen (Lungenfettembolie), dafür genügen aber erfahrungsgemäß wenige Herzaktionen.

Unter Fettembolie versteht man die Einschwemmung fein verteilter Fetttropfen in die Blutbahn, so bei Knochenbrüchen oder Weichteilverletzungen. Bei der Lungenfettembolie finden wir die Fetttröpfchen in den Kapillaren des Lungengewebes.

Und auch die mikroskopisch festgestellte Bluteinatmung ist schon durch wenige Atemzüge erklärbar, Blutungsquelle waren hier die schweren Verletzungen am Schädelgrund.

Wenn mit der gerichtlichen Obduktion begonnen wird, dann liegt das bis dahin vorhandene Ermittlungsergebnis den Obduzenten in der Regel vor, bei Sofortsektionen in mündlicher Form, in den Fällen, in denen keine besondere Eile angesagt ist in schriftlicher Form (Ermittlungsakte mit den entsprechenden Berichten bzw. Vernehmungsprotokollen). Im vorliegenden Fall wurde der Vorgang wie folgt beschrieben: Verkehrsunfall, Fußgänger/BVG-Bus (während einer Demonstration).

Doch wie genau konnte es zu diesen schweren Verletzungen und schließlich zum Tod Klaus-Jürgen Rattays kommen, wenn man davon ausgeht, dass bei Demonstrationen die Straßen gesperrt sind und ein Verkehrsunfall eher unwahrscheinlich scheint. Wie in vielen hier vorgestellten Fällen unterscheidet sich die offizielle Version von der anderer Demonstrationsteilnehmer. Klaus-Jürgen Rattay wurde, so letztere, mit anderen Demonstranten am 22. September 1981 von der Polizei, unter Verantwortung des damaligen Innensenators Heinrich Lummer (CDU)[2], ohne dass der Verkehr vorher gesperrt wurde, auf die Straße gedrängt. Der Fahrer des BVG-Busses sei dann losgefahren. Andere berichten, dass der Busfahrer voll auf den auf der Kreuzung stehenden 18-Jährigen zugefahren sei. Die Polizei veröffentlichte unter Berufung auf verschiedene Zeugen folgenden Bericht: Der Bus 48, der auf der Potsdamer Straße in Richtung Potsdamer Platz fuhr, sei im Kreuzungsbereich mit der Bülowstraße mit Steinen beworfen worden, woraufhin er die Fahrt verlangsamte. Er sei dann erneut in einen Steinhagel geraten, wodurch unter anderem die Frontscheibe und die Seitenscheibe neben dem Fahrer zerstört wurden. In diesem Augenblick sei der mit einer Kapuze maskierte Rattay über das Begrenzungsgitter der Bülowstraßen-Mittelinsel geklettert und auf die Stoßstange des Busses gesprungen. Er habe versucht, die Frontscheibe weiter zu zerstören. »Offensichtlich versuchte der Fahrer, aus dem Gefahrenbereich herauszukommen«, heißt es dann weiter. Dabei sei Rattay von der Stoßstange abgerutscht und vor ein Vorderrad geraten. Der Bus habe ihn 80 Meter weit mitgeschleift. Passanten hätten den Fahrer dann auf das Geschehen aufmerksam gemacht. Er habe angehalten und dann mehrere Meter zurückgesetzt. Innensenator Lummer gab eine weitere Darstellung an, nach welcher der Unfall sich beim Zurücksetzen des Busses ereignet habe.[3]

Zu einem späteren Zeitpunkt konnte der Bus bzw. das linke vordere Rad in Augenschein genommen werden, dabei waren Blutanhaftungen zu asservieren, die die gleiche Blutgruppenformel aufwiesen wie die des Klaus-Jürgen Rattay, wobei rückblickend zu sagen ist, dass die Möglichkeiten der Blutgruppenbestimmung damals (1981) natürlich längst nicht den Umfang erreicht hatten wie wir ihn heute gewohnt sind. Aber immerhin konnte man sagen, dass die festgestellte Blutgruppenformel nur bei ca. 5,2 Prozent der hiesigen Bevölkerung zu erwarten ist. Wichtig ist, und dies war damals so wie heute, dass die Zusammenarbeit zwischen den Rechtsmedizinern und den Mitarbeitern der PTU (Polizeitechnische Untersuchungsstelle) einwandfrei funktioniert. Kompetenzstreitigkeiten haben in jedem Fall keinen Platz – wer entsprechend dem Fall am besten agieren kann, der soll damit beauftragt werden.

Aufgabe dieser polizeitechnischen Spezialisten ist das Auffinden und Asservieren von Spuren an den Fahrzeugen. Dies geschieht mitunter auch im Zusammenwirken mit den

Rechtsmedizinern. Entscheidend kann dabei sein, festzustellen, mit welchen Teilen der Körper in Berührung gekommen ist und wie die Abläufe im Einzelnen waren. Dies gilt auch ganz allgemein für Verkehrsunfälle. Von Vorteil ist, wenn der technische Sachverständige schon an der Obduktion teilnimmt. Oft steht allerdings zu diesem Zeitpunkt noch gar nicht fest, wer mit der technischen Begutachtung beauftragt wird.

In Leichensachen sollte die Untersuchung der biologischen Spuren dort erfolgen, wo die Leiche obduziert wird. Der im Labor Tätige sollte wissen, woher die Spur stammt, wie sie ursprünglich beschaffen war, wie sie dann asserviert worden ist und dies am besten aus eigener Anschauung bzw. im unmittelbaren Kontakt mit den obduzierenden Ärzten.

Auch wenn diese Forderungen nicht immer umzusetzen sind, sollte man aber immer nach der Umsetzung dieser Forderungen trachten. Und dadurch, dass die verschiedenen Laboreinrichtungen bei uns in unmittelbarer Nähe des Obduktionssaales lagen und liegen, konnte das Ergebnis der chemisch-toxikologischen Untersuchung noch am Tage der Obduktion der Staatsanwaltschaft übermittelt werden. Wichtig dabei ist natürlich, dass die Schnelligkeit der Befunderhebung nicht zu Lasten der Untersuchungsqualität geht. Die Qualität unserer Laboruntersuchungen wird durch ständige Kontrolle gesichert – wir unterziehen uns dabei externer Ringversuche.

Im Fall Rattay erwies sich ein Umstand im Rahmen der weiteren Ermittlung von Bedeutung, nämlich der, dass es einen Amateurfilm über die Geschehnisse an der Kreuzung Potsdamer Straße/Bülowstraße gab, der in der Sendung »Panorama« des Norddeutschen Rundfunks am 29. September 1981 ausgestrahlt wurde. Dieser Amateurfilm war dann auch Gegenstand weiterer Überlegungen zum Unfallgeschehen und so konnte, soweit der Bewegungsablauf im Film festgehalten wurde, festgestellt werden, dass der Kopf des Getöteten offensichtlich nicht überrollt wurde, vielmehr war der Eindruck zu gewinnen, dass der Kopf lediglich zwischen Straßenoberfläche und Oberfläche des linken Vorderrades eingepresst war. Dies wiederum war nicht ohne Bedeutung für die juristische Bewertung.

Ganz allgemein wurde unter Hinweis auf die einschlägige wissenschaftliche Literatur dargelegt, dass ein Körper aus einer unstabilen Lage zumeist erst vor dem Überrollen in eine stabilere Lage gedreht wird. Bei der Überrollung im Rumpfbereich ist das die Drehung aus der Seitenlage in die Rücken- bzw. Bauchlage, beim Kopf hingegen erfolgt wegen der anders beschaffenen Abplattung eine Drehung aus der Hinterhaupts- bzw. Gesichtslage in eine seitliche Lage, da erst in dieser Lage ein größerer Gleitwiderstand dem Rad entgegengesetzt wird. Erst in Seitenlage wird der Kopf zwischen Rad und Straße gepresst. Die bei diesem Drehvorgang entstehenden Hautrisse und Schürfungen lassen mitunter die Drehrichtung des Rades bzw. des Kopfes vor dem Überrollen erkennen. Der rotierende Reifen wird zunächst an der prominenten Ohrmuschel angreifen und diese mit in seine Drehrichtung einbeziehen.

Diese kurzen Ausführungen mögen auch für einen Laien erkennen lassen, dass die Verkehrsmedizin ein wichtiger Teilbereich innerhalb der Rechtsmedizin ist[4]. Auch die Präsidenten der Deutschen Gesellschaft für Verkehrsmedizin sind sozusagen immer in Personalunion Direktoren rechtsmedizinischer Universitätsinstitute. Die Rechtsmedizin hat in den vergangenen Jahren und Jahrzehnten viel zur Verkehrssicherheit auf unseren Straßen beigetragen, so, als es um die Einführung der Promillegrenzen im Straßenverkehr ging, aber auch bei Einführung der Rückhaltesysteme, der Kopfstützen und der Airbags innerhalb der Kraftfahrzeuge, um nur einige Beispiele zu nennen. Der Rückgang tödlicher Verkehrsunfälle im Straßenverkehr ist aber natürlich das Ergebnis vieler, die sich aus unterschiedlichen Fachrichtungen heraus um diese Belange kümmern.

Der Abschlussbericht der Staatsanwaltschaft umfasst 118 Seiten, dies zeigt, dass man sich bei der Bearbeitung des Falles nicht leicht getan hat. Viele Untersuchungsergebnisse und Befragungen bzw. Zeugenaussagen sind in diesen Bericht eingeflossen, letztlich ist man zu dem Schluss gelangt, dass sich ein Fremdverschulden an dem Tod von Klaus-Jürgen Rattay nicht nachweisen ließ. Das Todesermittlungsverfahren wurde daher gemäß § 170, Absatz 2 StPO eingestellt, gut zwei Monate nach dem tragischen Geschehen. Ob sich heute allerdings noch viele an die Krawalle an und nach dem 22. September 1981 erinnern, ist fraglich. Verletzte, Brandanschläge,

An der Straßenkreuzung Bülowstraße/Potsdamer Straße wurde der Demonstrant Klaus-Jürgen Rattay von einem BVG-Bus tödlich verletzt.

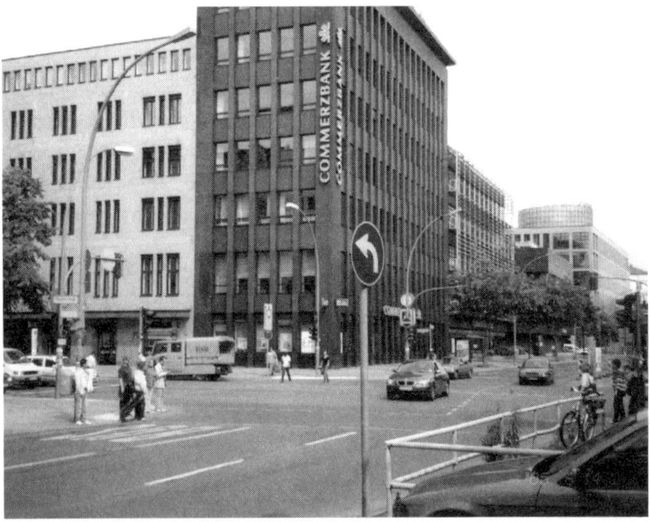

Plünderungen – meine persönliche Erinnerung ist die, dass West-Berlin damals einem »Hexenkessel« glich. Aber auch in anderen westdeutschen Städten wurde protestiert und kam es zu Zusammenstößen mit der Polizei. In der Zeit der Hausbesetzungen bzw. der Hausräumungen war man als Rechtsmediziner diesen Ereignissen natürlich besonders dann nah, wenn Opfer zu beklagen waren.

Bis heute gibt es für Klaus-Jürgen Rattay eine Gedenkstätte an der Potsdamer Straße Ecke Bülowstraße vor der Commerzbank-Filiale. Zwischen den Gehwegplatten findet man die Erinnerung an ihn, wenn man danach sucht.

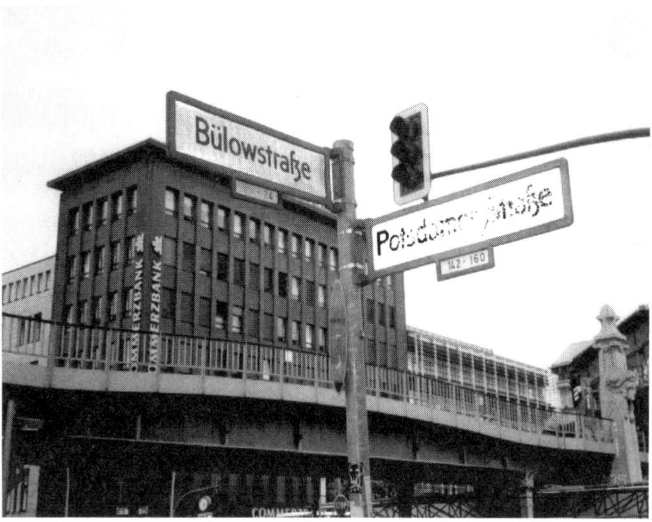

Von der Stasi unterstützt – Terroranschlag auf das »Maison de France«

Der deutsche Terrorist Johannes Weinrich hatte 25 Kilogramm Sprengstoff im Gepäck, als er im Mai 1982 den Boden der DDR auf dem Berliner Flughafen Schönefeld betrat. Drei Monate später, am 25. August 1983, starb bei einer Explosion in Westberlin, im Gebäude des Französischen Kulturzentrums »Maison de France«, der 26 Jahre alte Michael Haritz. Über 20 Menschen wurden zum Teil schwer verletzt. Dazwischen liegt die Geschichte eines perfiden Zusammenspiels von internationalen Terroristen, in die DDR entsandten syrischen Diplomaten und dem Ministerium für Staatssicherheit.

Jener Johannes Weinrich, Mitbegründer der »Revolutionären Zellen«[1], schloss sich in den 1970er Jahren einer Gruppe um Ilich Ramirez Sanchez an. Besser bekannt ist der Venezolaner Sanchez unter dem Namen »Carlos«, der in seiner folgenden »Karriere« Auftragsterrorismus unter anderem für die Volksfront zur Befreiung Palästinas (PFLP), das Ministerium für Staatssicherheit (MfS) und den rumänischen Geheimdienst Securitate betrieb, bevor er 1994 verhaftet wurde. Auch Weinrich arbeitete als bezahlter Terrorist und in dieser Funktion war er auch unterwegs, als er den Sprengstoff in die DDR brachte. Nach geltendem DDR-Recht hätte diese Tat eigentlich mindestens zwei Jahre Haft nach sich gezogen. Nicht so im Fall Weinrich, denn offensichtlich waren ihm die führenden Stellen wohlgesonnen. Ein Mitarbeiter des Ministeriums für Staatssicherheit (Abteilung XXII) geleitete Weinrich mitsamt seiner Schusswaffe durch die Kontrollen. Der mitgeführte Sprengstoff wurde lediglich beschlagnahmt. Weinrich wollte diesen Sprengstoff gegen den Westen einsetzen und zwar im Auftrag des international gesuchten Terroristen »Carlos«, dessen in Paris verhaftete Freundin Magdalena Kopp durch Anschläge auf französische Einrichtungen freigepresst werden sollte.

In wiederholten Reisen nach Ostberlin bemühte sich der Deutsche, den Sprengstoff zurückzubekommen. Das Ministerium für Staatssicherheit wusste indes von den Plänen und vermied eine Rückgabe einzig aus dem Grund, dass man fürchtete, Weinrich komme vom Osten nach Westberlin, verübe dort den Anschlag und die DDR würde damit in Verbindung gebracht werden. Man wollte sich nicht dem – nicht unberechtigten – Vorwurf aussetzen, dass man Terroristen unterstütze[2]. Einzig die Zusicherung Weinrichs, der Verdacht werde nicht auf Ost-Berlin fallen und er werde den Sprengstoff an eine Befreiungsbewegung weiterleiten, reichte den Funktionären der Staatssicherheit, und sie übergaben ihm das explosive Material – obwohl sie, auch aufgrund der Bespitzelung Weinrichs mittlerweile genau über die geplante Tat Bescheid wussten.

Doch was hatten syrische Diplomaten mit diesem Vorfall zu tun?

Weinrich deponierte den wiederbeschafften Sprengstoff sodann in der syrischen Botschaft in Ost-Berlin. Syrien gewährte damals der »Carlos«-Bande Schutz und Unterstützung. Kurze Zeit später gab er den Sprengstoff an eine unbekannte Person (diese ist in der Anklageschrift vom 3.September 1993 namentlich mit El Sibai benannt) weiter, die ihn vereinbarungsgemäß am 25. August 1983 im 4. Stock des »Maison de France« zur Explosion brachte. Die gegen 11.20 Uhr erfolgende Detonation riss das Dach des Gebäudes auf und brachte es teilweise zum Einsturz. In dem Gebäude befindet sich neben den Kultureinrichtungen auch das französische Konsulat. Der sich besuchsweise im französischen Generalkonsulat aufhaltende Michael Haritz wurde unter der herabstürzenden Decke der dritten Etage verschüttet. Bei seiner Bergung durch die Feuerwehr konnte der am Ort anwesende Notarzt nur noch dessen Tod feststellen.

Die gerichtliche Obduktion ist am darauf folgenden Tag im Landesinstitut für gerichtliche und soziale Medizin durchgeführt worden (Prof. Volkmar Schneider / Frau Dr. Ingeborg Klöppel). Die erhobenen Befunde sprachen für einen Tod durch Ersticken, einmal durch die Behinderung der Atembewegungen (Verschüttung), zum anderen durch eine Verlegung der Atemwege durch eingeatmeten erbrochenen Mageninhalt (Aspiration). Darüber hinaus fanden sich eine Vielzahl von äußeren und inneren Verletzungen, insbesondere auch multiple Knochenbrüche. In Fällen dieser Art stellt sich dann aber auch immer die Frage, ob der Körper direkten Flammeneinwirkungen ausgesetzt war, diese Frage war im konkreten Fall zu verneinen.

Explosionsverletzungen im Allgemeinen werden in der gerichtsmedizinischen Literatur hierzulande nur sehr kurz abgehandelt, so in dem Lehrbuch »Praxis Rechtsmedizin« (Springer Verlag 2003) von Burkhard Madea. Dort schreibt der Fachvertreter aus Freiburg, Herr Prof. Stefan Pollak: »In Friedenszeiten werden Verletzungen und Todesfälle durch Sprengstoffexplosion meist in Zusammenhang mit politisch motivierten oder terroristischen Anschlägen gegen Personen (Brief- und Paketbomben!), gegen Fahrzeuge und Gebäude beobachtet. Unfallereignisse sind auf unsachgemäßen Umgang mit Sprengmitteln, Feuerwerkskörpern etc. zurückzuführen. Selbsttötung unter Verwendung von Sprengstoffen sind in Mitteleuropa selten und üblicherweise auf Personen beschränkt, die einschlägige berufliche Erfahrungen haben. Das Verletzungsbild ist oft durch ein komplexes Nebeneinander von verschiedenartigen Schädigungen charakterisiert: mechanische Gewebszerstörung bis zu traumatischen Amputationen, penetrierende Verletzungen durch geschossartig eingedrungene Fremdkörper,

Verbrennung und Rußschwärzung der Haut druckbedingt, Überblähung und Rupturen [Zerreißen] der Lungen.«

Auf eine sorgfältige äußere und innere Leichenschau wird man in Fällen dieser Art nicht verzichten können. Vorauszugehen hat stets eine gründliche röntgenologische Untersuchung der Leiche im Hinblick auf inkorporierte Fremdkörper. In diesen Fällen ist natürlich eine enge Zusammenarbeit mit den Spezialisten der Kriminalpolizei wichtig. Mitunter werden auch Polizeihunde eingesetzt. In einer Übung auf dem Gelände unseres Instituts hat der eingesetzte Suchhund sehr schnell abseits des nachgestellten Tatorts (Kopfschuss) das abgefeuerte Projektil gefunden. Das Training der Polizeihunde ist sehr unterschiedlich bezüglich des Aufspürens von Leichen, Leichenteilen bzw. der sonstigen biologischen Materialen und bezüglich des Aufspürens von »explosivem Material« (Sprengstoffe). In letzterem Fall könnte es beim aktiven Freilegen dieses Materials zu einer Explosion kommen. Die Hunde dürfen in diesem Fall natürlich nur das Material durch ein entsprechendes Verhalten anzeigen.

In der Anklageschrift vom 3. September 1993 bin ich als zu hörender Sachverständiger benannt worden, insgesamt hatte die Anklageschrift einen Umfang von 95 Seiten. Vor Gericht stand neben Weinrich der Oberstleutnant a. D. und Diplom-Jurist Helmut Kurt Voigt. Als Leiter der Abteilung XXII/Unterabteilung 8 der Staatssicherheit (zuständig für Terrorismus-Bearbeitung) war er verantwortlich für die Rückgabe des Sprengstoffes an Johannes Weinrich und hatte somit, wohl auch persönlich, wie die Anklageschrift feststellte, Kontakt mit dem Terroristen. Die Anklage für Voigt lautete auf vorsätzliche Hilfeleistung zur Begehung eines heimtückisch und mit gemeingefährlichen Mitteln begangenen Mordes sowie bei der Herbeiführung einer Sprengstoffexplosion, durch die leichtfertig der Tod eines Menschen verursacht wurde. Auch während des Prozesses wurde noch mal deutlich, dass die Staatssicherheit die genauen Pläne des Anschlages kannte. So war dem Angeklagten Voigt, anlässlich einer von ihm angeordneten konspirativen Gepäckdurchsuchung, spätestens im Frühjahr klar, dass die Bande um »Carlos« und Weinrich terroristische Anschläge auf das in West-Berlin befindliche »Maison de France« und andere französische Einrichtungen, darunter Hotels, plante und bereits Aufklärungshandlungen durchgeführt hatte. Trotz dieses Wissens und des Umstandes, dass die »Carlos«-Gruppe bereits mehrere Sprengstoffanschläge gegen französische »Ziele«, darunter auch den Schnellzug Paris-Toulouse, begangen hatte, bei dem fünf Fahrgäste starben, händigte man Weinrich den Sprengstoff wieder aus. Was folgte, ist bekannt. Die Haltung des Ministeriums für Staatssicherheit gegenüber Weinrich war kein Einzelfall. Auch gegenüber anderen bundesdeutschen Linksterroristen verhielt man sich passiv und ließ sie auf ihrem Weg in den Nahen Osten die Grenzen passieren.

»Bisweilen kam es sogar zu einer regelrechten Kooperation mit aktiven Terroristen aus dem Westen: zwischen 1980 und 1982 beherbergte die Abteilung XXII zwei- bis dreimal jährlich RAF-Angehörige, gab ihnen reichlich Zeit und Gelegenheit zu ideologischen Grundsatzdiskussionen und trainierte sie (im Zusammenhang mit dem Attentat auf US-General Frederik Kroesen) im Umgang mit Waffen.«[3] Helmut Kurt Voigt wurde schließlich zu vier Jahren Haft verurteilt. Über Johannes Weinrich verhängte man am 17. Januar 2000 eine lebenslange Haft. Der Revisionsantrag Weinrichs blieb erfolglos.

Die Pressestelle des Bundesgerichtshofs gab den Beschluss vom 26. November 2001 mit folgendem Wortlaut heraus: »Urteil wegen des Anschlags auf ›Maison de France‹ rechtskräftig.« Und weiter: »Der 5. (Leipziger) Strafsenat des Bundesgerichtshofs hat am 26. November 2001 durch einstimmigen Beschluss die Revision des Angeklagten Johannes W. gegen dessen Verurteilung wegen des Anschlags auf das Haus Kurfürstendamm

211 in Berlin (›Maison de France‹) verworfen. Das Landgericht Berlin hatte nach fast vier Jahren Hauptverhandlung den Angeklagten wegen Mordes und anderer Delikte zu einer lebenslangen Freiheitsstrafe verurteilt und die besondere Schwere der Schuld festgestellt. Gegen einen ehemaligen Mitarbeiter der syrischen Botschaft in Berlin hatte es wegen Beihilfe zu der von W. begangenen Tat eine Freiheitsstrafe von zwei Jahren verhängt und deren Vollstreckung zur Bewährung ausgesetzt.«[4]

Auch der damalige syrische Botschafter Feisal Sammak steht unter Verdacht von den Vorgängen gewusst zu haben. Es existiert ein Haftbefehl gegen ihn und die Fahndung läuft.

Unter der Überschrift »Hilfe für Onkel Feisal – der syrische Präsident drängt die Bundesregierung, den Haftbefehl gegen ein Familienmitglied aufheben zu lassen« ist in dem Wochenmagazin »Der Spiegel« (47/2003) folgendes zu lesen: »Der Terrorist Carlos, einst so berüchtigt wie heute Osama Bin Laden, hatte im August 1983 in Berlin das französische Kulturzentrum ›Maison de France‹ in die Luft sprengen lassen. In den Trümmern starb der 26-jährige Michael Haritz, der gerade eine Petition gegen die französischen Atomwaffenversuche übergeben wollte. Den Sprengstoff hatte der Carlos-Stellvertreter Johannes Weinrich aus der syrischen Botschaft in Ost-Berlin geholt; dort durfte der allerlei Spreng- und Schießkram lagern. Sammak, damals Botschafter, wusste davon, sagt die Justiz. Keine schöne Geschichte, findet auch das Kanzleramt – und sucht doch nach einem Weg, dem Assad-Clan entgegenzukommen. Denn seit den Anschlägen des 11. September gelten die Syrer, die viel über das Qaida-Netz wissen, als wichtige Verbündete im Kampf gegen den Terrorismus. Ständig jetten Delegationen hin und her, auch die Präsidenten von Verfassungsschutz, Bundesnachrichtendienst (BND) und Bundeskriminalamt waren schon in Damaskus. Baschar al-Assad, seit dem Tod seines Vaters der starke Mann in Syrien, ist sauer, dass die deutsche Justiz ausgerechnet seinen Onkel, Feisal Sammak, wegen Beihilfe zum Mord suchen lässt. Weltweit läuft die Fahndung, erst kürzlich wurde die internationale Fahndung noch einmal verlängert – bis März 2008. Onkel Feisal hockt deshalb oft in Damaskus und traut sich kaum noch aus dem Land. Seinen Posten als Generaldirektor der staatlichen Tabakindustrie soll er schon los sein. Den Staatspräsidenten wurmt die Geschichte offenbar mächtig; und so hat er das Kanzleramt wissen lassen, der Haftbefehl sei ein Problem für die neu erblühten deutsch-syrischen Beziehungen. Das Ding müsse weg. Offenbar eine Sache der Ehre. Es bleibt abzuwarten, ob die Angelegenheit juristisch gelöst wird.«

Für die anderen Verbrechen, an denen Weinrich im Namen der »Carlos«-Bande beteiligt sein soll, wurde dieser im deutschen Verfahren nicht verurteilt – aus Mangel an Beweisen. Zu den Taten zählen zwischen 1975 und 1983 insgesamt sechs Bombenanschläge in Frankreich, Griechenland und Deutschland: die Beteiligung an einem Raketenanschlag auf eine Passagiermaschine der israelischen Fluglinie El Al im Jahr 1975 am Pariser Flughafen Orly, der Anschlag auf den Sender »Freies Europa« in München (1981), ein Sprengstoffattentat in der Pariser Innenstadt, das dem Herausgeber der Zeitschrift Watan Al Arabi galt (1982), das misslungene Attentat auf den saudiarabischen Botschafter in Athen, zwei Bombenanschläge an Silvester in Frankreich (im Bahnhof Marseille und beinahe zeitgleich in einem fahrenden TGV-Schnellzug). Unfassbar was aus dem harmlosen Buchhändler Johannes Weinrich aus Frankfurt mit der Zeit wurde.

Der ehemalige Boxstar im Alkoholrausch – Bubi Scholz erschießt seine Frau

Hatten die Fälle bisher fast immer politische Hintergründe, wenden wir uns in diesem Fall, wie auch bei »Fiffi« Kronsbein, persönlichen Motiven und einem aus der Welt des Sports zu – Bubi Scholz, eigentlich Gustav Wilhelm Hermann Scholz.

Am 22. Juli 1984 schoss in der Zeit zwischen 20.30 Uhr und 22.00 Uhr der frühere Boxeuropameister und jetzige selbstständige Werbekaufmann aus Verärgerung – so nachzulesen in der Anklageschrift – über das Verhalten seiner Ehefrau, die sich in der Gästetoilette des von beiden bewohnten Hauses eingeschlossen hatte und nicht herauskam, mit einem Repetiergewehr Kaliber 22 Millimeter in einer Höhe von 134,3 Zentimeter über dem Flurfußboden durch die Toilettentür. Dabei nahm er bei Abgabe des Schusses zumindest billigend in Kauf, dass seine Ehefrau tödlich getroffen werden würde.

Helga Scholz, die hinter der Tür stand, wurde durch das Geschoss zwei Zentimeter hinter der rechten Ohrmuschel in den Kopf getroffen. Sie brach zwischen der linken Toilettenwand und dem Toilettenbecken zusammen und verstarb etwa eine halbe bis eine Stunde nach Abgabe des Schusses.

Verständlicherweise erregte dieser Fall breite öffentliche Aufmerksamkeit, handelte es sich beim mutmaßlichen Täter doch um eine Berliner Berühmtheit. Als so genanntes Kind des Volkes genoss er besonders große Popularität

Gustav Scholz wuchs während der schweren Kriegs- und Nachkriegszeiten auf, kam 1941 in ein Kinderverschickungslandheim nach Thüringen und danach – im Jahre 1942 – in ein Heim nach Ostpreußen.[1] Von dort riss er 1943 aus und fuhr mit der Eisenbahn nach Berlin zurück. Anfang 1944 wurde der Vater zur Wehrmacht eingezogen, und im gleichen Jahr wurde Gustav aus der Volksschule entlassen. Er fand eine Lehrstelle als Feinmechaniker in Berlin-Charlottenburg. Ebenfalls im Jahre 1944 wurde er zur Hitler-Jugend eingezogen und musste – als Angehöriger der Wehrmacht – bei Kriegsende unter anderem an Panzersperren Kriegsdienste verrichten.

Nach Kriegsende konnte der Jugendliche seine Lehre als Feinmechaniker nicht fortsetzen, da das Werk demontiert worden war. Es gelang ihm jedoch, 1946 bei der Firma Aschinger als Kochlehrling angestellt zu werden.

Im Jahre 1947 kam er mit dem Boxsport, der fortan sein gesamtes späteres Leben prägen sollte, in Berührung. In der Boxschule des ehemaligen Amateurschwergewichtlers Karl Schwarz erhielt er zusammen mit anderen Boxern wie z. B. dem späteren Halbschwergewichtseuropameister Gerhard Hecht seine ersten Trainerstunden. Seinen ersten Boxkampf, den er gewann, bestritt er für eine Gage von 200 DM am 8. Oktober 1948. In der Folgezeit widmete er sich – betreut von dem Boxtrainer Lado Taubeneck und dem Manager Fritz Gretzschel – ausschließlich seiner Boxerkarriere. Die Lehrstelle bei der Firma Aschinger gab er 1949 auf.

Am 15. April 1951 wurde er in Berlin durch einen nach Punkten gewonnenen Kampf gegen Walter Schneider Deutscher Weltergewichtsmeister. Diesen Titel verteidigte er in den Jahren 1951 und 1952 dreimal erfolgreich. Nachdem er ihn im Oktober 1952 wegen Gewichtsschwierigkeiten ungeschlagen zurückgegeben hatte, boxte Bubi Scholz fortan im Mittelgewicht. Inzwischen verfügte er bereits über einen in der Boxwelt bekannten und zugkräftigen Namen als erstklassiger Konterboxer, den die Zeitungen mit dem berühmten Gustav Eder verglichen, der von 1930 bis 1950 mehrfacher Europameister und Deutscher Weltergewichtsmeister gewesen war.

Wegen seiner Fähigkeit, auf Grund seines guten Auges und seiner schnellen Beine, Kopftreffer zu vermeiden, wurde er »das Filmgesicht« genannt. Er besiegte in den folgenden Jahren so bekannte Boxer wie den Dänen Chris Christensen (späterer Europameister in dieser Klasse), den Franzosen Degouve, Roger Crecy und Milazzo, den Bremer Frank Szüzina, den Amerikaner Al Andrews (in New York), den Belgier Delmine, den Schotten Armstrong sowie weitere bekannte Kämpfer. Anfang 1955 wurde er zum offiziellen Herausforderer des Mittelgewichtseuropameisters Charles Humez aus Frankreich erklärt.

Die Pläne, »nunmehr an Gagen in Höhe von 100 000 DM heranzukommen«, zerschlugen sich im Sommer 1955, als der bis dahin erfolgreiche Boxer an Tuberkulose erkrankte.

Am 10. November 1955 heiratete Bubi Scholz seine Jugendliebe, die am 2. Dezember 1936 in Berlin geborene Einzelhandelskauffrau Helga Druck. Mit dieser betrieb er sodann einen Frisiersalon und eine Parfümerie, die er von seinen angesparten Gagen erworben hatte.

Die Leidenschaft zum Boxen ließ ihn jedoch nicht los. Entgegen dem Rat seiner Ärzte begann er wieder mit dem Training und kehrte am 2. März 1957 in den Boxring zurück.

Er gewann an diesem Tag einen Aufbaukampf gegen den Spanier Francisco Frances durch k.o. in der vierten Runde. Nach drei weiteren erfolgreichen Kämpfen wurde er am 29. Juli 1957 nach dem Sieg über den Kölner Peter Müller, den er ebenfalls k.o. schlug, Deutscher Mittelgewichtsmeister. Er war nun, wie er schreibt, »wieder oben«. Seine Maxime hieß »Schläge vermeiden«, »kein unkalkulierbares Risiko eingehen« und danach erst »Schläge austeilen«. Nach weiteren Kämpfen, unter anderem am 3. Mai 1958 erfolgreiche Verteidigung des Deutschen Mittelgewichtstitels gegen Max Resch, wurde Bubi Scholz am

4. Oktober 1958 in Berlin gegen Charles Humez, gegen den er am 10. März 1958 in Paris noch nach Punkten verloren hatte, durch einen k.o.-Sieg in der zwölften Runde Europameister im Mittelgewicht. Er war damit auf dem Höhepunkt seiner boxe-

Berufsboxkampf im Mittelgewicht zwischen Gustav Scholz (Berlin) und Peter Müller (Köln) am 19. Juni 1957 im Berliner Sportpalast. Der Titelhalter Müller, der in der dritten Runde k.o. geschlagen wurde, stürzt rückwärts.

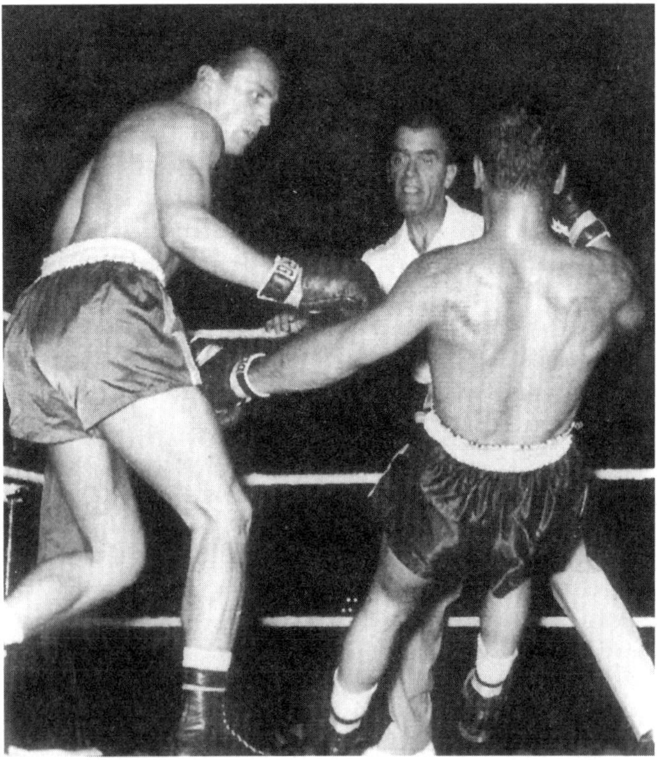

rischen Karriere angelangt. In seinem Buch heißt es: »Und es kamen: – ganz automatisch das Geld, an dem mir zugegebenerweise einiges lag; – viele neue wertvolle und gute Freundschaften, die mich durch mein Leben begleitet haben; – der Film, die Schallplatten-Industrie, das Show-Gewerbe –«.[2]

Danach verteidigte er in den Jahren 1961 beide Mittelgewichtstitel erfolgreich, so am 4. Juli 1959 und am 8. April 1961 gegen den Hamburger Buttje Wohlers und am 14. November 1959 gegen den Kölner Peter Müller.

Im Sommer 1961 gab er den Europa- und Deutschen Mittelgewichtsmeistertitel wegen Gewichtsschwierigkeiten ungeschlagen zurück. Am 23. Juni 1962 verlor er in Berlin als Herausforderer den Kampf um die Weltmeisterschaft im Halbschwergewicht gegen den amtierenden Weltmeister Harold Johnson aus den USA. Am 4. April 1964 wurde er in Dortmund noch einmal Europameister im Halbschwergewicht gegen Giulio Rinaldi, bevor er im Februar 1965 im Alter von 35 Jahren, seinen Rücktritt vom aktiven Boxsport erklärte. Vorher hatte er den Titel im Halbschwergewicht erneut ungeschlagen zurückgegeben.

In der Zeit von 1948-1964 hatte Bubi Scholz 96 Kämpfe bestritten, davon 46 k.o.-Siege, 41 Punktsiege, einen Sieg durch Disqualifikation, sechs Unentschieden und zwei Punktniederlagen.

Doch zurück zum Fall. Als ich mich in den Vormittagstunden des 23. Juli zur Erstuntersuchung an den Tatort begab, wusste ich wie fast jeder Berliner, wer Bubi Scholz war, ohne natürlich mit den Einzelheiten seiner Karriere mit allen Höhen und Tiefen vertraut zu sein.

Zu diesem Zeitpunkt war die Situation noch weitgehend unklar. Zwei wichtige Befunde konnten aber schon vor Ort erhoben werden. Zum einen fand sich eine kreisrunde Lücke, die an den Rändern rauchgrau geschwärzt war in der beiderseits weiß lackierten Toilettentür, zum anderen entströmte dem Mund der Verstorbenen ein intensiver aromatischer Geruch, der an eine stärkere Alkoholisierung zum Zeitpunkt des Todes denken ließ. Diese Annahme konnte dann später durch das Ergebnis der Alkoholbestimmung bestätigt werden. Die weiteren Ermittlungen ergaben, dass der Alkohol im Leben von Bubi Scholz und Helga Scholz in letzter Zeit wohl eine ganz erhebliche Rolle gespielt haben dürfte, und auch in der späteren Hauptverhandlung ging es nicht allein um die akute alkoholische Beeinflussung zum Zeitpunkt der Tat, sondern auch um den Alkoholmissbrauch in der Vorgeschichte. Im vorliegenden Fall hatten wir uns aber nicht nur zur Höhe der Blutalkoholkonzentration, sondern auch zur Getränkeart gutachterlich zu äußern. Über die so genannte Begleitstoffanalyse ist es möglich, Aussagen zur Art der zuvor genossenen Getränke zu machen. Im vorliegenden Fall ging es beispielsweise um Gin bzw. Whisky. Die grundlegenden Untersuchungen hierzu gehen auf Prof. Wolfgang Bonte den Fachvertreter in Düsseldorf, zurück, inzwischen aber können derartige Untersuchungen an allen größeren Instituten durchgeführt werden. In letzter Zeit sind weitere Möglichkeiten beschrieben worden, durch entsprechende Laboruntersuchungen Aussagen über einen chronischen, ggf. auch exzessiven Alkoholmissbrauch zu treffen. Zur Untersuchung gelangen dabei auch Kopfhaare. Grundlegende Untersuchungen hierzu stammen von unserem Toxikologen Fritz Pragst und seinem Doktoranden Sven Hartwig.

Die Obduktionsbefunde in der Leichensache waren hier von vornherein ziemlich klar. Wichtig für die weiteren Ermittlungen, aber auch für die Anklage bzw. die Hauptverhandlung, war der Todeszeitpunkt. Immer dann, wenn das Tatgeschehen nicht unmittelbar zum Tode des Opfers geführt hat, stellt sich die Frage, ob man das Opfer noch hätte retten können, wenn rechtzeitig ärztliche Hilfe in Anspruch genommen worden wäre. Damit eng verbunden ist natürlich auch die Frage, ob die gesetzten Verletzungen unmittelbar todesursächlich gewesen waren. Der Todeszeitpunkt konnte jedoch relativ eng eingegrenzt werden, insbesondere über die Leichenerscheinungen bzw. die Auskühlung der Leiche.

Die Verhandlung fand dann Anfang 1985 in dem berühmten holzgetäfelten Saal 700 des Berliner Kriminalgerichts statt, ein Saal, der schon viele spektakuläre Prozesse, auch in unterschiedlichen politischen Zeiten, gesehen hatte. Die Verurteilung erfolgte wegen fahrlässiger Tötung (dreijährige Haftstrafe).

Zu ergänzen wäre ferner noch, dass auch wegen unerlaubten Waffenbesitzes Anklage erhoben wurde. Historisch besonders interessant ist, dass er angeklagt wurde, »Kriegsmaterial im Sinne der Alliierten Verbotsbestimmungen – ohne Genehmigung und Kontrolle des zuständigen Zonenbefehlshabers – in Besitz gehabt zu haben«.

Im Laufe des Verfahrens wurde auch eine Tatrekonstruktion vor Ort angeordnet und durchgeführt. Dabei ging es insbesondere um die Position des Schützen bzw. um die Stellung des Opfers bei Schussabgabe (durch die geschlossene Toilettentür).

Nach der Obduktion waren Kopfschussverletzungen die Todesursache, wobei sich das Geschoss sowohl beim Durchtritt durch die Toilettentür als auch beim Eintritt in den Schädel zerlegt hatte. Das Kaliber eines Geschosses zu bestimmen, insbesondere eines nicht deformierten Vollmantelgeschosses, ist normalerweise relativ einfach. Wenn aber nur Bruchstücke des Geschosses am Tatort bzw. im Körper gefunden werden, dann ist die Bestimmung oft unmöglich. Eventuell kann über das Gesamtgewicht der Geschossteile versucht werden, eine Aussage zu treffen. Im vorliegenden Fall war die Waffe bekannt, damit auch das Kaliber der Geschosse, und auch im Hinblick auf die Schussentfernung gab es keine Probleme. Nach der Tatortrekonstruktion war der Schuss von einer stehenden Person, die die Waffe, aufgesetzt an die Türfüllung,

Rekonstruktion der Schussabgabe.

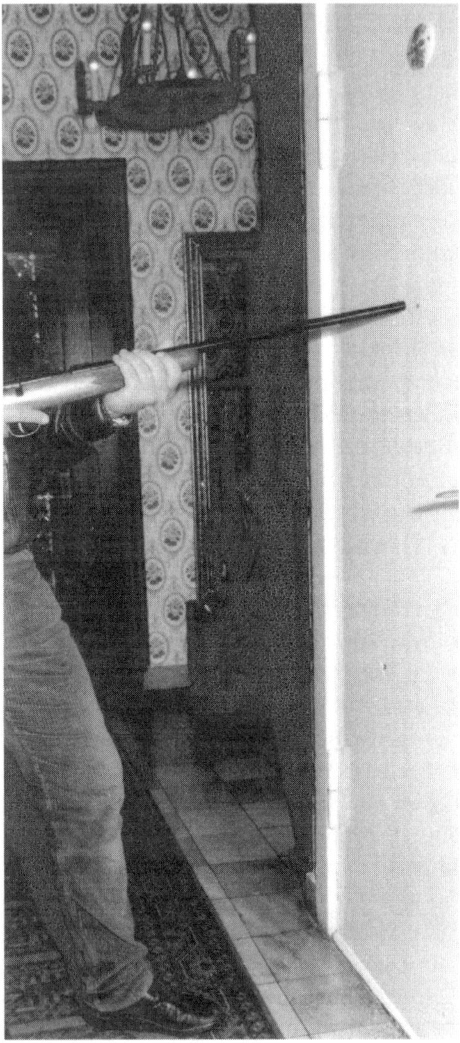

gehalten hat, abgefeuert worden. Auch das Opfer musste bei Schussabgabe dicht hinter der Tür gestanden haben. Was den Tatzeitpunkt anbetrifft, ist in Fällen vergleichbarer Art zu bedenken, dass man zur Leichenzeit, wenn die Verletzungen nicht sofort zum Tod geführt haben, noch die Überlebenszeit hinzuzählen muss, um letztlich auf die Tatzeit zu kommen. Aus den vitalen Reaktionen an den Verletzungen ist es meist möglich, die Überlebenszeit hinreichend genau abzuschätzen, wenn auch nicht auf die Minute exakt zu bestimmen.

Unter vitalen Reaktionen verstehen wir Reaktionen des lebenden Organismus auf von außen kommende mechanische, thermische, chemische und andere Reize – im engeren (rechtsmedizinischen) Sinne Lebensäußerungen des Organismus oder von Teilen desselben kurz vor Eintritt des klinischen Todes. Im Einzelfall sind die vitalen Reaktionen nicht immer sicher von den so genannten supravitalen oder auch postmortalen Reaktionen zu unterscheiden.

Im vorliegenden Fall ging es auch darum, ob Bubi Scholz nach dem Tatgeschehen möglicherweise noch Alkohol zu sich genommen hatte. Es ging somit um die Frage des Nachtrunks. Darunter versteht man einen Alkoholgenuss, der zeitlich zwischen einem rechtserheblichen Ereignis (Vorfallzeit) und dem Zeitpunkt der Blutentnahme zur Alkoholbestimmung liegt. In Fällen, wo schon zum Zeitpunkt der Blutentnahme ein Nachtrunk behauptet wird, empfiehlt sich eine zweite Blutentnahme in einem Abstand von 30 Minuten zur ersten Entnahme. Wirksam bei der Tat kann ja nur der Alkohol gewesen sein, der vor dem Tatgeschehen genossen worden ist. Ohne einen medizinischen Sachverständigen, einen »Blutalkoholsachverständigen«, wird man in Fällen dieser Art vor Gericht wohl kaum auskommen können.

Ab einer Blutalkoholkonzentration zwischen 2 und 2,5 Promille wird man die Frage einer verminderten Schuldfähigkeit im Sinne des Paragraphen 21 StGB zu diskutieren haben, ab einer Blutalkoholkonzentration von 2,5 bis 3 Promille, die der Schuldunfähigkeit gemäß Paragraph 20 StGB.

Ohne den Alkohol – auf beiden Seiten – wäre es wohl zu dem tragischen Geschehen nicht gekommen. Leider spielt auch sonst der Alkohol allenthalben als kriminogener Faktor eine ganz entscheidende Rolle. Ich trage den Studenten in meiner Vorlesung immer vor, dass wir als Rechtsmediziner, wenn es den Alkohol nicht gäbe, zwar nicht ganz arbeitslos wären, aber sicher sehr viel weniger zu tun hätten – weniger Leichenobduktionen im gerichtlichen Auftrag und weniger Vaterschaftsgutachten. Diese Aussage ruft wie beabsichtigt im Hörsaal stets Gelächter hervor, ist allerdings viel ernster gemeint, als es vielleicht zunächst erscheint. Auch bei Verkehrsdelikten spielt der Alkohol eine ganz erhebliche Rolle, viel mehr, als uns die Statistiken glauben lassen. Dazu muss man wissen, dass nur jede 300. bis 600. Trunkenheitsfahrt entdeckt wird. Und bei Körperverletzungsdelikten im Trinkermilieu ist es oftmals Zufall, wer letztlich Täter und wer Opfer ist.

In Fragen der Blutalkoholkonzentrationen liefern wir bzw. unsere Toxikologen die Analysewerte, forensische Psychiater werden mit der eigentlichen Begutachtung beauftragt.

In Berlin existieren insofern besonders günstige Verhältnisse, als das Institut für Forensische Psychiatrie, wie schon erwähnt, mit dem Institut für Rechtsmedizin an der Universität eine gemeinsame wissenschaftliche Einrichtung bildet. Beim Landesinstituts für gerichtliche und soziale Medizin gibt es innerhalb des Instituts eine eigene Abteilung »Forensische Psychiatrie und Psychologie«. Diese Zweiteilung, die enges Zusammenwirken einschließt, hat sich in der Vergangenheit außerordentlich bewährt. Das Tatgeschehen wird so von allen Seiten beurteilt, hinsichtlich des Täters und des Opfers. Letztlich kommt es zu einer Synopse beider Gutachten, und so wird man in Fällen dieser Art im Gerichtssaal neben dem Rechtsmediziner stets auch den forensischen Psychiater finden. Letzterer bleibt meist während der gesamten Verhandlung im Saal, während der Rechtsmediziner nach Erstattung seines Gutachtens vom Vorsitzenden oft entlassen wird. Manchmal allerdings sieht er davon ab, weil seine Anwesenheit noch für Fragen nach Gutachtenerstattung durch den forensischen Psychiater erforderlich sein könnte.

Wegen fahrlässiger Tötung und Verstoßes gegen das Waffengesetz wurde Bubi Scholz letztlich zu einer dreijährigen Haftstrafe verurteilt. Im Hinblick auf den Angeklagten war natürlich das Interesse der Medien groß. Sein Lebensweg zeigt, dass man mit Fleiß und Ausdauer aus kleinen Verhältnissen ganz nach oben kommen, aber auch tief fallen kann. Nach der Verurteilung hatten die Medien kaum noch Interesse am einst gefeierten Boxstar, dem Berliner Idol der Nachkriegsjahre.

Idole werden aufgebaut und – sofern sie den Erwartungen nicht mehr entsprechen – wieder fallengelassen. Ein solcher Mensch ist dann auf sich allein gestellt und oft können ihn nur gute Freunde vor dem Absturz bewahren, aber diese sind in solchen Situationen leider oft sehr selten. Deshalb sollten erfolgreiche und umjubelte Sportler beizeiten dafür Sorge tragen, dass sie auch nach der Zeit ihrer sportlichen Erfolge ein sinnvolles und ausgefülltes Leben führen können. Dafür gibt es durchaus Vorbilder, aus dem Kreis berühmter Boxer z. B. Max Schmeling.

Bubi Scholz verbaute sich die Chancen auf eine vorzeitige Haftentlassung 1986, als er bei einem Freigang mit seinem Mercedes 450 SLC angetrunken mit 140 Stundenkilometer über die Avus raste. Nach seiner Entlassung aus dem Gefängnis in Tegel im Jahre 1987 hat Gustav Scholz noch einmal versucht, ein neues, sein drittes Leben zu beginnen. Nur noch wenige Freunde waren ihm geblieben, stellte damals die »Berlinische Monatsschrift«[3] fest. Dort hieß es weiter: »1993 heiratete er im Alter von 63 Jahren die 35-jährige Sabine Arndt. Gesundheitlich ging es rapide bergab mit ihm. Zuletzt war er in ständiger ärztlicher Behandlung. Seine Frau hatte es sich zur Aufgabe gemacht, ihren schwerkranken Mann zu pflegen. Aus einer Senioren-Residenz in Neuenhagen am östlichen Rande Berlins holte sie ihn drei Tage in der Woche nach Hause. Als Bubi Scholz zu seinem 70. Geburtstag vom Schauspieler Günter Pfitzmann besucht wurde, war er wohl kaum noch imstande, den Freund zu erkennen. Nicht viel später, am Morgen des 21. August 2000 starb Gustav Scholz, in seinem ganzen Leben ›Bubi‹ genannt, in einer Zwei-Zimmer-Wohnung im Seniorenheim in Neuenhagen.«

Libyscher Terror in Deutschland – Der Anschlag auf die Diskothek »La Belle«

Am 5. April 1986 wurde auf die im Westberliner Stadtteil Friedenau gelegene Diskothek »La Belle« ein Anschlag verübt. Gegen 1.40 Uhr explodierte eine Bombe mit drei Kilogramm Plastiksprengstoff – drei Menschen starben, mehr als 200 erlitten zum Teil schwere Verletzungen. Unter den Besuchern waren überwiegend amerikanische Soldaten. Zwei von ihnen kamen bei der Explosion um, ebenso eine Türkin. Wenige

Anschlag auf die Diskothek »La Belle«.

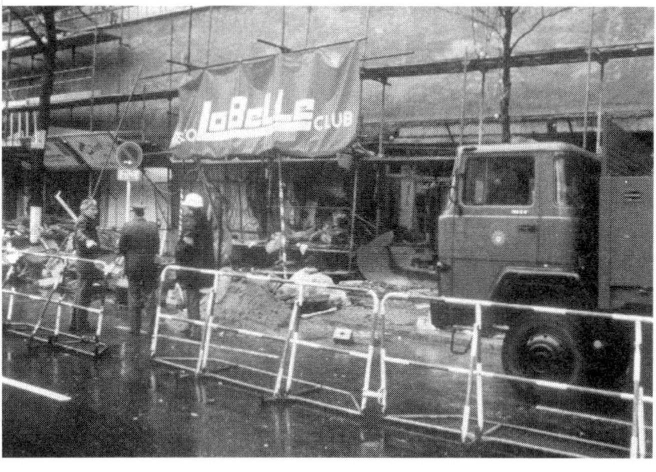

Stunden nach dem Anschlag ging bei der Zeitung »BZ« ein Anruf ein, in dem eine Männerstimme in arabischer Sprache erklärte, das Attentat sei eine Antwort auf den Angriff der USA in der »Großen Syrte«[1] gewesen. Dieser Anruf lenke den Verdacht auf einen von Libyen geplanten Anschlag, dem ein jahrelanger Konflikt zwischen den USA und dem Ölstaat Libyen vorausgegangen war.

Im Jahr 1969 hatte sich Muhammar al Gaddafi an die Staatsspitze Libyens geputscht, ohne dass andere Staaten, insbesondere die USA, dies zunächst als Bedrohung werteten. Seit 1973, besorgt über die Unterstützung von Terroristen durch den libyschen Staat, änderte sich die amerikanische Haltung. Besonders die Ereignisse in den 1980er Jahren trugen zum Wandel bei und führten letztlich zum Abbruch der diplomatischen Beziehungen und zur weltpolitischen Isolation des Landes. Es kam zu Kampfhandlungen zwischen den USA und Libyen über dem Mittelmeer. Die libysche Botschaft in Washington wurde geschlossen und US-Botschafter aus verschiedenen Staaten aufgrund von Attentatsvermutungen oder tatsächlichen Angriffen abgezogen. Es folgten Bombenanschläge auf Flughäfen, die den Libyern angelastet wurden. Im März 1986 kam es zum Angriff auf amerikanische Jagdbomber, wobei der von Ronald Reagan befohlene Gegenschlag nicht lange auf sich warten ließ. Daraufhin herrschte in Westeuropa erhöhte Alarmbereitschaft für amerikanische Einrichtungen. Man befürchtete Anschläge, auch auf die in West-Berlin stationierten Soldaten, und lag damit richtig, ohne den Anschlag auf die Diskothek »La Belle« verhindern zu können.

Der damalige amerikanische Präsident Reagan war überzeugt, dass es sich um Staatsterrorismus gehandelt hatte und erklärte: »Diese ungeheuerliche Brutalität ist nur der letzte Akt von Gaddafis Terrorherrschaft. Unsere Beweise sind direkt, präzise und unwiderlegbar.« Am 14. und 15. April 1986 griffen amerikanische Flugzeuge militärische und zivile Ziele in

Tripolis und Bengasi sowie Gaddafis Wohnhaus an. Bei dieser Racheaktion starben nach libyschen Angaben 37 Menschen, darunter Gaddafis Adoptivtochter. Gaddafi selbst überlebte nur, weil er in einem Beduinenzelt im Garten geschlafen hatte.

Zwölf Stunden nach der Explosion in der Berliner Diskothek wurde die Leiche der 28-jährigen Türkin von mir, Dr. Ulrich Rossel und Dr. Detlev Wrobel im gerichtlichen Auftrag obduziert. Todesursächlich waren multiple Verletzungen. Letztlich war die junge Frau verblutet. Die Obduktion selbst fand im Beisein von Vertretern der Staatsanwaltschaft und Beamten der Berliner Mordkommission statt. In Fällen dieser Art nimmt die äußere Besichtigung der Leiche immer viel Zeit in Anspruch, weil die Leichen nach Sprengstoffanschlägen ausgiebig fotografiert werden müssen. Außerdem werden Röntgenuntersuchungen, im Hinblick auf inkorporierte Fremdkörper, die vielleicht Aufschluss zum Tatgeschehen geben könnten, so zur Beschaffenheit und Position des zur Explosion gebrachten Sprengkörpers, durchgeführt. Die Verletzungen müssen sehr sorgfältig fotodokumentiert werden. Ferner werden sie beschrieben, vermessen und in einem Protokoll niedergelegt. Ein Obduktionsprotokoll (äußere und innere Leichenschau) kann einen Umfang von 20 bis 30 Seiten einnehmen.

So ergaben die weiteren Ermittlungen im Fall »La Belle« auch, dass diejenigen am schlimmsten betroffen waren, die sich zum Zeitpunkt der Explosion auf der Tanzfläche aufgehalten hatten. Insgesamt ging man von drei Kilogramm Semtex-Sprengstoff[2] aus, der in der vollbesetzten Diskothek, die vorwiegend von amerikanischen Soldaten besucht wurde, explodierte.

Den einen getöteten amerikanischen Soldaten brachte man ins Berliner Leichenschauhaus, das damals noch dem Berliner Polizeipräsidenten unterstand. Zuständig für ihn waren aber die Amerikaner, und so erfolgte die Obduktion im amerikanischen Hospital, in dem jetzt Teile der Charité untergebracht sind. Ich bin damals gebeten wurden, sozusagen als Beobachter, an der Leichenöffnung teilzunehmen. Die Vorgehensweise bei der Obduktion im American Hospital entsprach der Vorgehensweise bei uns.

Die Leiche des zweiten getöteten US-Soldaten wurde ausgeflogen. Ich hatte lediglich die Aufgabe, das Bein, dass man dem Verletzten im Krankenhaus abgenommen hatte, zu untersuchen, auch hier in erster Linie im Hinblick auf inkorporierte Fremdkörper. Was mit dem amputierten Bein weiter geschah, weiß ich nicht. In der Regel werden amputierte Gliedmaßen bei uns gemäß Bestattungsgesetz bzw. Durchführungsverordnung zum Bestattungsgesetz vernichtet. Im Berliner Bestattungsgesetz heißt es: »Abgetrennte Körper- und Leichenteile sind, soweit sie nicht wissenschaftlichen Zwecken dienen, in hygienisch einwandfreier und dem sittlichen Empfinden entsprechender Weise zu beseitigen.«

Bei der damaligen politischen Lage in Westberlin lag in vergleichbaren Fällen die Gerichtsbarkeit bei den alliierten Siegermächten Amerika, England und Frankreich. Ich erinnere mich aber an eine Reihe von Fällen, in denen wir sozusagen um Amtshilfe gebeten wurden, wenn es um die Obduktion ging. Zu den späteren Gerichtsverhandlungen sind wir in solchen Fällen natürlich dann auch geladen worden, so in das amerikanische Hauptquartier in der Clayallee oder aber von den Engländern in einen ad hoc eingerichteten Gerichtssaal in der Nähe des Olympiastadions. Ich musste bei derartigen »Auftritten«, ganz anders als bei uns, auf die Bibel schwören, bevor ich befragt wurde. Die aus England eingeflogenen Richter mit ihren Perücken während der Verhandlung vermittelten ein Bild, wie man es hierzulande nur aus Filmen kennt. Da ich als junger Assistent nicht nur am gerichtsmedizinischen Institut in Detroit tätig gewesen war, sondern auch an mehreren Gerichtsverhandlungen teilgenommen hatte, war das, was ich dann in Berlin erlebte, für mich nicht ganz neu. Aber interessant war es allemal.

Mit dem Abzug der Alliierten nach der Wiedervereinigung hat Berlin ein wenig an Farbigkeit verloren. Die einen mögen den Abzug begrüßt, die anderen bedauert haben. Ich denke, dass durch das Zusammentreffen verschiedener Kulturen in einer Stadt keine Entfremdung eintritt. Ich selbst möchte jedenfalls meine Erfahrungen nicht missen, die ich als junger Assistent in Amerika und bei Aufenthalten in Paris habe sammeln können. Und ich empfehle meinen Studenten auch immer nachdrücklich, während ihres Studiums mindestens einmal ins Ausland zu gehen. Die Möglichkeit, Freundschaften mit Kollegen aus anderen Ländern zu knüpfen und zu pflegen, ist von hohem Wert. Wer das tut, der ist, und dies ist meine feste Überzeugung, gegenüber Fremdenfeindlichkeit, völlig immun. Von daher kommt dem Deutschen Akademischen Austauschdienst (DAAD), aber auch dem deutsch-französischen Jugendaustausch und dem sich jetzt entwickelnden deutsch-polnischen Jugendaustausch eine ganz große Bedeutung zu.

Zurück zum damaligen Geschehen in Berlin. Viele der Überlebenden erlitten Hörschäden, viele leiden noch heute unter massiven psychischen Folgeschäden. Über die Mittel- und Innenohrschäden wurde nach dem Anschlag auf die Diskothek »La Belle« eine Doktorarbeit angefertigt. Der Doktorand berichtete aus Sicht des Hals-Nasen-Ohren-Arztes über 99 Patienten, die in der Notfallambulanz des Klinikums Steglitz behandelt worden waren. Von diesen wiesen 21 eine doppelseitige Trommelfellperforation auf, 42 eine einseitige. Bemerkenswert dabei war, dass die größeren Mittel- und Innenohrschäden auf dem explosionsabgewandten Ohr auftraten.

Bis zur Heilung vergingen in Abhängigkeit von der Größe der Trommelfellperforation zwischen 30 und 90 Tage. In 25 Prozent der Fälle ohne Perforation bestand eine Schallleitungsschwerhörigkeit. Diese bildete sich innerhalb weniger Tage komplett zurück.

Bei dem untersuchten Kollektiv soll es sich um das größte nach einer Explosion in einem geschlossenen Raum gehandelt haben.

Bis 1990 liefen die Ermittlungen der Staatsanwaltschaft gegen die wirklichen Täter weitgehend ins Leere. Nach der Wiedervereinigung ergaben sich jedoch in den Akten der DDR-Staatssicherheit Hinweise, die zu ihnen führten.

Nach etwa vier Jahren Prozessdauer wurde am 13. November 2001 das Urteil gesprochen: Die Bombenlegerin Verena Chaanaa erhielt 14 Jahre Haft wegen Mordes, die drei Männer, Yassir Chraidi, Musbah Eter und Ali Chaanaa, wurden wegen Beihilfe zu Haftstrafen zwischen zwölf und 14 Jahren verurteilt. Die fünfte Angeklagte, eine Deutsche und Schwester von Verena Chaanaa, wurde freigesprochen. Die Staatsanwaltschaft hatte viermal lebenslänglich gefordert. Das Gericht sah es als erwiesen an, dass Mitglieder des libyschen Geheimdienstes das Attentat geplant hatten. Damit war eine Mitverantwortung des Staates Libyen gerichtlich festgestellt. Der Bundesgerichtshof in Leipzig bestätigte den politischen Aspekt der Tat und das Urteil im Juni 2004.

Seit 1986 hat sich die politische Situation in der Welt entscheidend gewandelt. Lybien unternahm unter Gaddafi verschiedene Schritte, um die fast vollständige internationale Isolierung zu durchbrechen. So bekannte sich die libysche Regierung im Jahr 2003 zu den Anschlägen und erklärte sich bereit, die Opfer zu entschädigen. Über eine Stiftung ließ Gaddafi bereits Beträge in Millionenhöhe an die Hinterbliebenen der Opfer zahlen, die bei den libyschen Flugzeugattentaten von Lockerbie (1988, 270 Tote) und über der Sahara (1989, 170 Tote) starben. In einem Interview mit dem Magazin »Der Spiegel« wurde der Sohn des Präsidenten, Saadi Gaddafi, Folgendes gefragt: »Was bedeutet die Zahlung von 129 Millionen Euro an die Opfer des Berliner La-Belle-Anschlags für Libyen?« Seine Antwort lautete: »Dieses Abkommen stellt nicht nur unser Verhältnis zu Deutschland auf eine neue Grundlage, es verändert unser Verhältnis zur Welt. Nach dem Lockerbie-Verfahren und den Massenvernichtungswaffen ist dies die letzte Akte, die wir geschlossen haben.« Und an anderer Stelle äußerte er: »Wir lieben die Deutschen, wir haben sie schon immer gemocht. Wir trauen den deutschen Ärzten. Wir lieben die deutschen Autos.«[3]

Wann starb Beate Matteoli, die Adoptivtochter von Lotte und Walter Ulbricht?

»Berlin, Rummelsburger Straße. In der Nacht vom 3. zum 4. Dezember 1991 entdecken Polizeibeamte hier eine Frauenleiche. Die verwahrloste Wohnung ist nahezu leergeräumt, überall liegen Bier und Schnapsflaschen. Nachbarn berichten von Lärm, von einem Trinkgelage. Die Polizei ermittelt die Personalien der Verstorbenen – Beate Matteoli. Erst durch die Boulevardblätter erfahren die Hausbewohner, dass es sich um die Tochter von Lotte und Walter Ulbricht handelt, dem ehemaligen Staatschef der DDR.«[1]

Die Leiche befand sich bereits im Zustand fortgeschrittener Fäulnis. Letztmalig war die 47-jährige Tochter, genauer Adoptivtochter, der Ulbrichts sechs Tage vorher lebend gesehen worden. In der Nacht vom 29. zum 30. November wurden laute Geräusche aus der Wohnung wahrgenommen. Die Nachbarn meinten später, dass es sich möglicherweise um ein »Saufgelage« gehandelt hat. In der Vergangenheit war es deshalb immer wieder einmal zu Funkwageneinsätzen gekommen. Die Wohnung selbst war außerordentlich verschmutzt. Im Polizeibericht hieß es: »völlig verdreckt und verwahrlost.« Später wurde bekannt, dass Beate Matteoli offensichtlich schon seit vielen Jahren alkoholkrank gewesen war.

Um ein Fremdverschulden am Tod der Beate Matteoli sicher auszuschließen, wurde im Landesinstitut für gerichtliche und soziale Medizin Berlin eine gerichtliche Obduktion durchgeführt. Anlass hierzu waren auch Verletzungen im Gesicht, so über der rechten Stirn sowie ein Hämatom (Blutunterlaufung) am rechten Augenoberlid. Todesursächlich war letztlich eine raumfordernde rechtsseitige Blutung unter der harten Hirnhaut, ausgehend von Verletzungen der so genannten

Walter Ulbricht mit Enkelin Patricia und seiner Adoptivtochter Beate, 1967.

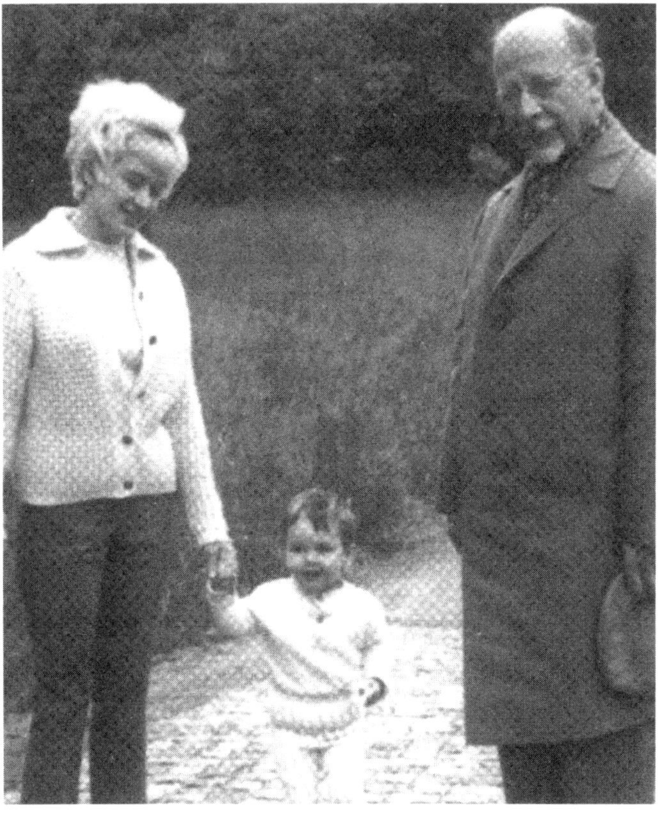

Brückenvenen. Dies wies auf stumpfe Gewalteinwirkungen hin, wobei vom Obduktionsbefund nicht zu entscheiden war, ob die Verstorbene misshandelt worden war oder ob die zum Tode führende Blutung im Schädelinneren auf einen oder mehrere Stürze, eventuell im alkoholisierten Zustand, zurückging. Derartige raumfordernde Blutungen führen letztlich durch den dadurch entstehenden Druck auf das Gehirn zum Tode. Dieses Geschehen kann sich über einen längeren Zeitraum erstrecken, unter Umständen über Stunden und Tage. Mitunter kann man aus der Differenz der Alkoholkonzentrationen im Schenkelvenenblut und im Subduralblut (subdural = unter der harten Hirnhaut, hirnwärts liegend) Aussagen machen über den Zeitraum, der zwischen der Verletzung und dem Todeseintritt anzunehmen ist.

Wie gehen wir dabei genau vor? Blut, das außerhalb des zirkulierenden Blutes liegt, passiert natürlich nicht mehr die Leber, wo in erster Linie der Alkoholabbau stattfindet, d. h. wenn wir beispielsweise im Subduralblut eine Blutalkoholkonzentration von einem Promille vorfinden und im Schenkelvenenblut eine Blutalkoholkonzentration von 0,7 Promille, dann könnte man aus der Differenz (0,3 Promille) schließen, dass die Kopfverletzung, die zu der Subduralblutung geführt hat, etwa zwei Stunden überlebt worden ist, da der mittlere stündliche Alkoholabbauwert bei etwa 0,15 Promille liegt. Dies setzt natürlich voraus, dass es nicht zu einer Nachblutung in den Subduralraum gekommen ist.

Mitunter geben aber auch die so genannten vitalen Reaktionen im Bereich der Verletzungen Aufschlüsse zur Überlebenszeit. Bei Leichen im fortgeschrittenen Fäulniszustand sind derartige Aussagen wie auch sonst naturgemäß eingeschränkt, oder anders ausgedrückt: mit zunehmendem Leichenalter bzw. zunehmender Leichenliegezeit sind die Aussagemöglichkeiten des Rechtsmediziners nicht mehr die gleichen, wie wenn die Befunde an der frischen Leiche erhoben werden.

Dies gilt sowohl für die pathologisch-anatomischen Befunde, einschließlich der histologischen Befunde, d. h. der Befunde, die auf Grund feingeweblicher Untersuchungen zu erheben sind, wie auch für die chemisch-toxikologischen Befunde im Hinblick auf einen Vergiftungsverdacht, abhängig natürlich von der Art des Giftes. Bakteriologische Untersuchungen und virologische Untersuchungen machen bei Leichen im Zustand fortgeschrittener Fäulnis von vornherein meist keinen Sinn mehr, da Bakterien und Viren zumeist sehr wenig resistent gegenüber der Fäulnis sind. Letztlich kommt es aber immer auf den konkreten Fall und auf die jeweilige Fragestellung an.

Der genaue Todeszeitpunkt konnte im vorliegenden Fall nicht geklärt werden. Seitens der Staatsanwaltschaft ist das Todesermittlungsverfahren im Anschluss an unsere Nachuntersuchungen eingestellt worden. Dazu trugen die Ergebnisse der weiteren Ermittlungen als auch die der Obduktion bei. Es fanden sich nämlich keine weiteren Hinweise auf gröbere Gewalteinwirkungen und – was in vergleichbaren Fällen besonders wichtig ist – auch keine Hinweise für so genannte Abwehrverletzungen. Solche erwartet man vorwiegend im Bereich der oberen Gliedmaßen, einmal in der Art von aktiven Abwehrverletzungen, dann aber auch in Art von passiven Abwehrverletzungen. Letztere liegen bezogen auf die Hände über dem Handrücken. Sie entstehen immer dann, wenn das Opfer sich beispielsweise die Hände schützend vor den Körper bzw. das Gesicht bzw. über den Kopf hält. An den Ellenseiten der Unterarme sieht man Abwehrverletzungen mitunter erst dann, wenn die Haut dort weitflächig von der Unterlage abpräpariert wird. Dies ist beispielsweise bei Leichen im Zustand fortgeschrittener Fäulnis unerlässlich, da Blutunterlaufungen sich bei fortgeschrittener Fäulnis leicht ihres Nachweises entziehen können.

Wie die Mitbewohner erfuhren die meisten Deutschen erst durch die Medien etwas über Beate Matteoli und über ihr Schicksal.

Im »Spiegel«[2] erschien 2004 ein Bericht unter der Überschrift »Wertvolles Menschlein – so wie die Schröders hatte auch SED-Chef Ulbricht mit Moskaus Hilfe eine Tochter adoptiert«. Darin wurde unter anderem ein Brief Lotte Ulbrichts vom 20. März 1947 an die Sozialfürsorge in Dresden zitiert, in dem es heißt: »Beate hat runde Pausbacken und immer Farbe und ist ein außerordentlich liebenswertes Kind und so bin ich überzeugt, dass wir ein Menschlein heranziehen, das einmal ein wertvolles Glied unseres neuen Deutschlands sein wird.« Damals war Beate fast drei Jahre alt. Lotte und ihr Lebensgefährte Walter Ulbricht hatten das Kind kurz zuvor zur Adoptionspflege bekommen. Im »Spiegel« hieß es weiter: »Die Kleine mit den schönen braunen Augen heißt in Wirklichkeit Maria Pestunova. Sie ist am 6. Mai 1946 in Leipzig zur Welt gekommen und wahrscheinlich Tochter einer russischen Zwangsarbeiterin, die bei einem Bombenangriff ums Leben kam. Nun wächst Mascha, genannt Beate, in einer deutschen Funktionärsfamilie auf.«

Lotte und Walter Ulbricht mit Adoptivtochter Beate, 1962/63.

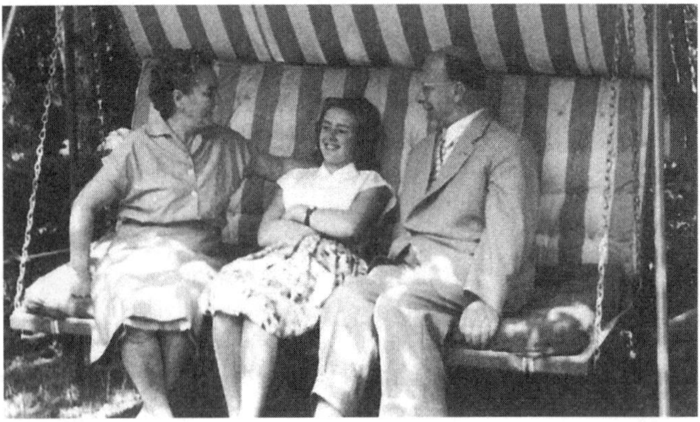

Der Leipziger Schneidersohn Walter Ulbricht kletterte zu jener Zeit die Karriereleiter in der sowjetisch besetzten Zone hinauf; er hatte es gerade zum stellvertretenden SED-Vorsitzenden gebracht. Seine Partnerin und spätere zweite Frau Lotte, gebürtige Berlinerin und Tochter eines Hausdieners, zehn Jahre jünger, arbeitete als »Parteiangestellte« für ihn. Die beiden hatten sich 1935 im Moskauer Exil beim Schlittschuhlaufen näher kennen gelernt. Doch Lotte Ulbricht, gerade mal 1,45 Meter groß und mehrmals schwer erkrankt, konnte keine Kinder bekommen[3].

Dass Mascha, alias Beate, nicht die leibliche Tochter der Ulbrichts war, wussten damals nur Eingeweihte. Erst nach dem Mauerfall wurden Details bekannt. Die Umstände der Adoption aber blieben bislang im Dunkeln. Die Eheleute hatten formal 1950 um die entsprechende Genehmigung ersucht, nachdem Ulbrichts erste Ehe mit der Leipziger Näherin Martha Schmellinsky geschieden worden war. Weitere Aufschlüsse ergab der Fernsehbericht »Lotte Ulbricht privat«, der am 15. April 2003 im MDR erstmals ausgestrahlt wurde. Dort hieß es: »Beate wird nach Leningrad geschickt, doch sie hält dem Erwartungsdruck der Eltern nicht stand. Sie bricht das Studium ab. Männerbekanntschaften folgen, zwei Ehen gehen in die Brüche – die Familie kann sie nicht auffangen. Beate beginnt zu trinken. Bei der Beerdigung ihres Vaters 1973 ist sie ein letztes Mal in der Öffentlichkeit zu sehen an der Seite von Lotte Ulbricht und Margot Honecker. Mutter und Tochter werden sich immer fremder, Lotte Ulbricht verliert jeden Einfluss. Beate ist nur noch zu Gelegenheitsarbeiten in der Lage, immer wieder Alkoholexzesse, schließlich wird ihr sogar das Sorgerecht für ihre zwei Kinder entzogen. Kontakt haben die beiden Frauen nur noch über gelegentlichen Briefwechsel. [...] Nach dem Ende der DDR lebt sie von Sozialhilfe. Alle Bindungen sind verloren. Als Beate zwei Jahre später stirbt, erfährt Lotte Ulbricht aus der Zeitung davon. Der Beerdigung ihrer Tochter auf dem Friedhof Baumschulenweg bleibt sie fern. Sie wird das namenlose Grab ihrer Tochter nie sehen.«[4] Hierzu äußerte sich ein Friedhofsmitarbeiter: »Es waren sehr, sehr viele Reporter hier, Blitzlicht ohne Ende. Selbst zur Beisetzung waren zwei Herren anwesend, die leicht angetrunken waren, die dann auch den ganzen Reportern Interviews gegeben haben.«[5]

Dieser Fall macht deutlich, dass es auch Kinder aus Familien, die eine herausgehobene Stellung in der Gesellschaft einnehmen, welcher Art auch immer, nicht immer leicht haben. Beate sollte immer die Klassenbeste sein – sie war in einer Spezialklasse für Russisch und jeder in der Klasse wusste, wer ihre Eltern waren. Zudem haftete ihr wohl immer das Etikett »Bonzenkind« an.

Dieser Fall hat bei mir Mitleid erzeugt, Mitleid mit einem heranwachsenden Kind, das den hochgeschraubten Anforderungen offensichtlich nicht gerecht werden konnte, dann fallen gelassen und sich selbst überlassen worden ist. Insgesamt ein Lebensschicksal, das einen berührt, unabhängig von dem politischen Hintergrund.

Das Mykonos-Attentat

Am 17. September 1992 befand ich mich auf einer Sitzung der 71. Jahrestagung der Deutschen Gesellschaft für Rechtsmedizin in Berlin. Der Kongress fand in einem Gebäude der Technischen Universität in der Nähe des Ernst-Reuter-Platzes statt. Es war der erste gesamtdeutsche Kongress nach der Wiedervereinigung auf deutschem Boden, ein Novum für uns alle. Auch die Beteiligung durch Vertreter unseres Faches aus dem Ausland war riesengroß. Dies war abzulesen an den 251 angemeldeten Vorträgen und 77 Postern. Zur Eröffnung sprachen mehrere Emeriti zu dem Thema: »Rechtsmedizin – gestern, heute und morgen«. Dabei hatte der frühere Direktor des Instituts für Rechtsmedizin der Universität Wien, Prof. Holczabek, eine Aussage getätigt, die zum Kongressgespräch wurde: »Die Rechtsmedizin oder – wie sie früher hieß – die gerichtliche Medizin ist ein herrliches Fach.«

Während wir über diese Aussage diskutierten und sie im Sinne von interessant und dynamisch interpretierten – wir dachten z. B. an den genetischen Fingerabdruck, der die Rechtsmedizin revolutionierend verändert hatte und fast mit einem Quantensprung zu vergleichen ist –, erreichte mich eine Nachricht, die die gehobene Stimmung abrupt beendete.

In einem griechischen Restaurant in Berlin-Wilmersdorf hatte sich eine wüste Schießerei ereignet, bei der Tote zu beklagen waren. Ich erfuhr auch, dass vermutlich ein politisch motivierter Terrorakt vorlag.

Kurz zum Geschehen: Während ich die Tagung der Deutschen Gesellschaft für Rechtsmedizin als Tagungspräsident leitete, fand ein Zusammentreffen der Sozialistischen Internationale statt. Die Führung der Demokratischen Partei Kurdistan-Irans[1], unter anderem Generalsekretär Dr. Sadegh Sharafkandi, nahm an diesem Kongress teil. Man traf sich anschließend mit anderen Oppositionellen in dem griechischen Restaurant »Mykonos« in Berlin-Wilmersdorf, als das Lokal gestürmt wurde. Die führenden Mitglieder der Partei und ihr in Berlin lebender Freund, Berater und Dolmetscher Nouri Dehkordi wurden mit 26 Schüssen aus einem Maschinengewehr und vier Pistolenschüssen liquidiert.

Die Erstuntersuchung der zunächst drei Leichen erfolgte am Ort des Geschehens durch einen unserer Gerichtsärzte. Die Leichen befanden sich in einem hinteren Raum des Restaurants.

Natürlich sollten die Leichen näher untersucht bzw. obduziert werden. Ich verließ meine Tagung, denn in einem Fall wie diesem muss ich selbst im Sektionssaal anwesend sein – Leichensachen dulden keinen Aufschub.

Die gerichtlichen Obduktionen fanden am 18. September 1992 statt. Und so trafen wir uns (Prof. Volkmar Schneider / Dr. Ulrich Rossel / Dr. Jürgen Kleiber / Gerichtsarzt Alfons Hackl / Gerichtsarzt Tadeusz Pietrzak) im Leichenschauhaus – Landesinstitut für gerichtliche und soziale Medizin Berlin.

Todesursache war jeweils Verbluten nach multiplen Schussverletzungen. Drei der Getöteten wurden im Lokal unmittelbar tödlich verletzt. Das vierte Opfer starb an den schweren Verletzungen im Universitätsklinikum Steglitz, heute Teil der Charité-Universitätsmedizin Berlin (Campus Benjamin Franklin). Im Hinblick auf die multiplen Schussverletzungen war der präparatorische Aufwand an den Leichen groß. Wie in vergleichbaren Fällen ging es um die Beantwortung folgender Fragen: Wie oft wurde auf das jeweilige Opfer geschossen? Aus welcher Richtung und aus welcher Entfernung wurde geschossen? Welches Kaliber wiesen die Geschosse auf? Welches waren die unmittelbar tödlichen Verletzungen? Bestand mög-

Endstation einer Reise zum Kongress der Sozialistischen Internationale in Berlin, der unter dem Motto »Freiheit und Solidarität« stand: Der Tatort im Restaurant »Mykonos«, wo Politiker der kurdischen Partei im Iran ermordet wurden.

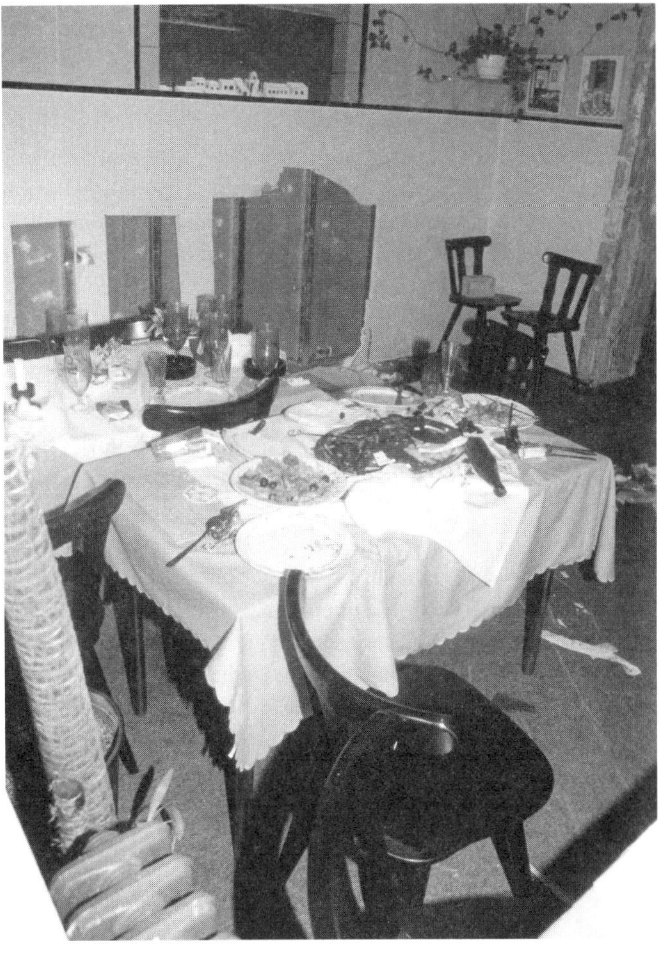

licherweise bei den Opfern noch eine Handlungsfähigkeit, wenn ja, über welchen Zeitraum? Lagen über die Schussverletzungen hinaus noch weitere Verletzungen vor?

Wie auch sonst beginnt bei »Schuss-Leichen« die Untersuchung mit der äußeren Leichenschau. Größte Aufmerksamkeit wird man dabei natürlich auf die Schusswunden richten, einmal im Hinblick auf die Differenzierung zwischen Ein- und Ausschuss, dann aber auch im Hinblick auf die Frage, ob Nahschusszeichen vorliegen bzw. ob es sich um aufgesetzte Schüsse (absolute Nahschüsse) handelt. Diese Untersuchungen erfolgen in der Regel unter Zuhilfenahme eines Operationsmikroskops. Mit diesem Gerät kann gleichzeitig auch eine Fotodokumentation erfolgen. Auch empfiehlt es sich nach Abschluss der äußeren Besichtigung die Hautwunden herauszuschneiden für weitergehende Laboruntersuchungen. Erst dann erfolgt die innere Leichenschau. Ganz am Anfang steht natürlich eine Röntgendurchleuchtung der Leiche im Hinblick auf Steckschüsse bzw. Projektilfragmente.

In die Ermittlungen war natürlich auch das Bundeskriminalamt eingeschaltet. Unser Ansprechpartner war die »SOKO Mykonos«. Das Mykonos-Attentat war keine »normale« Kneipenschießerei. Verantwortlich für die Morde war der iranische Geheimdienst Mois. Nach 247 Verhandlungstagen, fast 200 Zeugen und Sachverständige wurden gehört, verurteilte das Berliner Kammergericht die Hauptangeklagten im April 1997 wegen vierfachen Mordes zu lebenslanger Haft.

Einige Beobachter behaupten, dass die Bundesregierung im Mykonos-Verfahren den Ermittlungsbehörden bis zuletzt entgegenarbeitete. Sensationell, wenngleich nach dem Prozessverlauf zwingend, war die klare Benennung der iranischen Staatsspitze – vom religiösen Führer Sayed Ali Chamenei über den Staatspräsidenten Ali Akbar Haschemi Rafsandschani bis hin zum Außen- und Geheimdienstminister – als Auftraggeber der Morde. »Ihre politischen Gegner lassen sie um der reinen

Machterhaltung willen liquidieren«, heißt es auf Seite 370 der schriftlichen Urteilsbegründung. Das Urteil wird in die deutsche Rechtsgeschichte eingehen, wurde doch erstmals ein Fall von Staatsterrorismus nachgewiesen. Als die Vertreter der Bundesanwaltschaft im November 1996 in ihrem mutigen Plädoyer von der iranischen »Tötungsmaschine« sprachen und deren Mitglieder beim Namen nannten, wurde in Ghom, der Heiligen Stadt, ein Todesbann gegen sie gefordert. Anstatt diese Ungeheuerlichkeit mit klaren Worten zurückzuweisen, entschuldigte sich Bundeskanzler Helmut Kohl in einem Brief an Staatspräsident Rafsandschani, niemand habe die »religiösen Gefühle« der Iraner verletzten wollen. Obwohl der Generalbundesanwalt den Entwurf der Anklageschrift nicht nur dem Justizministerium, sondern auch dem Kanzleramt, dem Außenministerium und dem Innenministerium hatte vorlegen müssen, bevor er die Anklage trotz Bedenken der Bundesregierung unterschrieb, ließ Kohl die Vertreter der Bundesanwaltschaft im Regen stehen.

Die vorerst letzte politische bzw. diplomatische Verwicklung gab es im April 2004, als zur Erinnerung an die Mykonos-Opfer am Ort des Geschehens eine Tafel angebracht werden sollte. Hierzu war im »Tagesspiegel« am 20. April 2004 Folgendes zu lesen: »Drei Wochen später als geplant wird eine Gedenktafel für die vier ermordeten iranischen Oppositionellen am früheren Restaurant ›Mykonos‹ in Berlin enthüllt. Auf Bitten der Bundesregierung und des Senats war die Gedenkfeier vom ursprünglichen Termin am 31. März verschoben worden. Man befürchtete einen diplomatischen Affront, weil am gleichen Tag eine Afghanistan-Konferenz mit hochrangigen Teilnehmern aus dem Iran begann. Zuvor hatten mehrere iranische Spitzenpolitiker versucht, die Gedenktafel zu verhindern.« Und weiter: »In seinem Urteil hatte das Berliner Kammergericht 1997 von Staatsterrorismus und einer Verwicklung der iranischen Sicherheitsbehörden gesprochen. Auf Wunsch von

Bund und Land wird auf der Tafel nun als Urheber des Attentats nicht mehr der iranische Geheimdienst genannt, sondern es heißt: ›ermordet durch die damaligen Machthaber im Iran‹. Die 50x70 Zentimeter große Edelstahltafel wird pultförmig auf dem Gehweg vor dem Haus, Prager Straße 2a, errichtet.«

An anderer Stelle hieß es: »Berlins Kammergericht hatte in dem Mordprozess einen Auftrag der Regierung in Teheran als erwiesen angesehen. Dadurch kam es zeitweilig zu einem weitgehenden Stopp der diplomatischen Beziehungen zwischen dem Iran und Deutschland. 1998 bestätigte der Bundesgerichtshof die Urteile. Botschaftssprecher Khonsari sagt, seine Regierung erkenne die Urteile nicht an, weil diese auf ‚Aussagen von Feinden des Volkes' beruht hätten. Die Räume an der Prager Straße nutzt heute ein asiatisches Lokal. Der ursprüngliche Text [für die Gedenkltafel] lautete: Die kurdischen Politiker seien ›vom iranischen Geheimdienst ermordet‹ worden und ›im Kampf für Freiheit und Menschenrecht‹ gestorben. Einen Tag nach der Enthüllung der Gedenktafel hat die irani-

Gedenktafel vor dem ehemaligen Restaurant »Mykonos«.

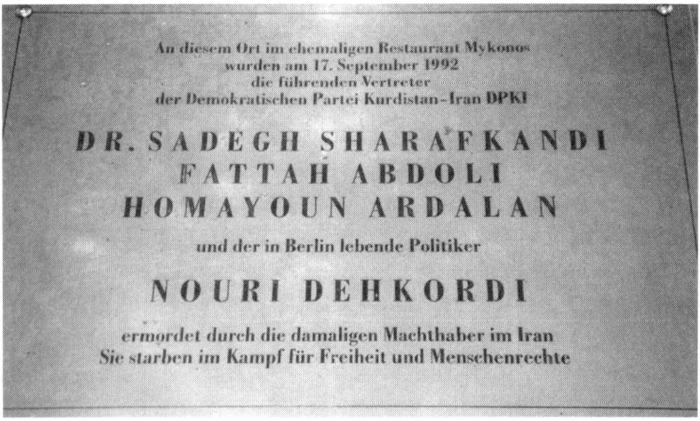
An diesem Ort im ehemaligen Restaurant Mykonos
wurden am 17. September 1992
die führenden Vertreter
der Demokratischen Partei Kurdistan-Iran DPKI
DR. SADEGH SHARAFKANDI
FATTAH ABDOLI
HOMAYOUN ARDALAN
und der in Berlin lebende Politiker
NOURI DEHKORDI
ermordet durch die damaligen Machthaber im Iran
Sie starben im Kampf für Freiheit und Menschenrechte

sche Regierung den deutschen Botschafter in Teheran einbestellt. Der iranische Außenminister, so meldete die studentische Nachrichtenagentur ISNA, habe bei dem deutschen Botschafter schärfsten Protest gegen die Gedenktafel eingelegt.«[2]

Keiner kann voraussehen, wie sich die deutsch-iranischen Beziehungen weiterentwickeln. Seit meinem Studium pflege ich Freundschaften mit Kollegen aus Persien. Ich hatte auch persische Studenten, die ihr Studium durch den Verkauf von Teppichen mitfinanzierten. Die von mir erworbenen Stücke erinnern mich stets an dieses Land, das ich gern einmal besuchen würde. Es wäre bedauernswert, wenn die politischen Umstände die Möglichkeit, dieses sicher sehr schöne Land kennen zu lernen, einschränken würden.

Mit dem Mykonos-Prozess war ich als Rechtmediziner Zeuge des Weltgeschehens, und zwar hautnah, hautnah als Obduzent, aber auch im weiteren Sinne, in dem ich die Folgen des internationalen Terrorismus ganz direkt miterlebte.

Das frühere Restaurant »Mykonos« – Prager Straße 2A.

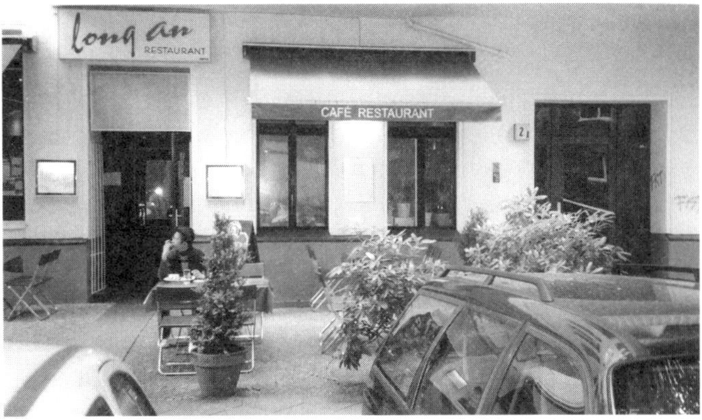

Flugunfall bei der Flugschau in Johannisthal

Es war der zweite Tag der historischen Flugschau in Johannisthal (Berlin), die von der Gesellschaft zur Bewahrung von Stätten Deutscher Luftfahrtgeschichte veranstaltet wurde. Reinhard Furrer, der bekannte Astronaut, und DASA-Pilot Ernst Kahdemann gehörten zu den hochrangigen Gästen dieser Veranstaltung. Kurz nach 18 Uhr entschlossen sich beide, noch einmal in die Lüfte zu steigen. Sie flogen mit einer ME 108 Taifun, die ursprünglich zu Trainingszwecken für Wehrmachtspiloten gebaut worden war.

Die Flugschau war eigentlich schon beendet und trotzdem kreisten noch mehrere Flugzeuge am Himmel, so der Bericht eines Besuchers. Die »Messerschmidt«, wie das 51 Jahre alte Flugzeug auch genannt wurde, war jedoch das einzige, das relativ tief flog. Furrer und Kahdemann, so der Augenzeuge weiter, steuerten in südlicher Richtung über die Zuschauer hinweg und machten einen Bogen, um wieder über das Flugfeld zu kommen. Anschließend flogen sie in sehr geringer Höhe in Richtung Zuschauertribüne, zogen dahinter einen Bogen nach links und begannen dann einen starken Steigflug. Diesem Manöver folgte ein spektakulärer Looping. Beim Auslauf des Loopings versuchte offensichtlich der Pilot, das Flugzeug wieder in die normale Flugbahn zu bringen, was ihm auch fast gelang. Zeugen beschrieben die nahezu normale Flugbahn der Maschine, die sich aber weiter im Sinkflug befand. Dann konnte man plötzlich erkennen, dass sich das Flugzeug doch noch nicht in der Waagerechten befand, sondern

Die Absturzstelle; Flugplatz Berlin-Johannisthal.

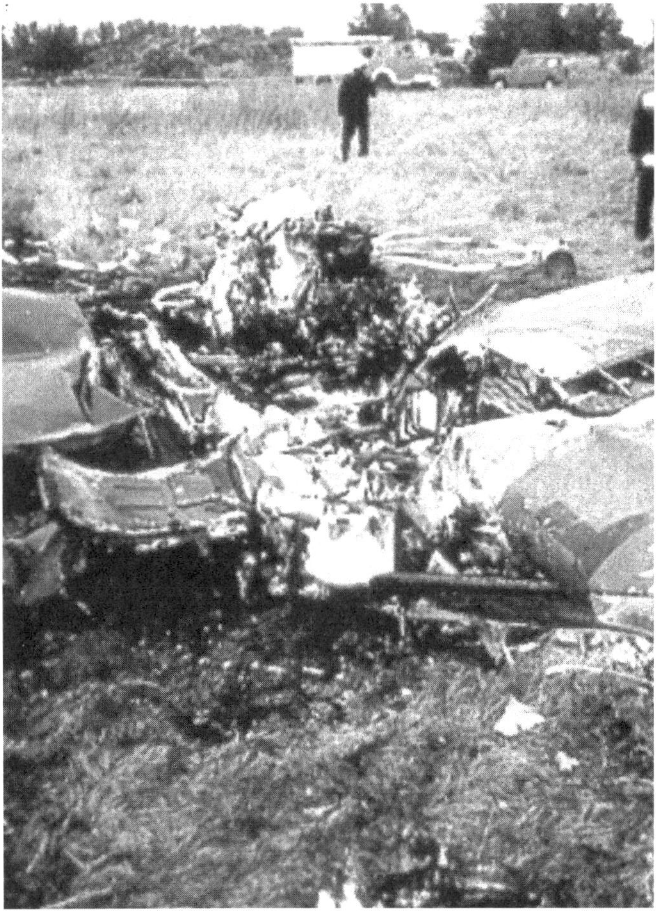

seitlich nach links geneigt war, das heißt, die linke Tragfläche zeigte zum Boden. Sollte sich die halsbrecherische Fluglinie fortsetzen? Was planten die beiden erfahrenen Piloten noch für Manöver? Mit Schrecken mussten die Zuschauer erkennen, dass sich kein weiteres Kunststück anschloss. Die Flughöhe reichte nicht mehr aus, um den Looping vollständig zu beenden. In rasender Geschwindigkeit nahm die Tragödie ihren Lauf. Die linke Tragfläche stieß aufgrund der zu geringen Flughöhe und der Neigung der Maschine auf den Boden des Flugfeldes. Dabei brach, so berichteten Zeugen weiter, ein Teil der Tragfläche ab. Dieses Teil flog nach hinten weg. Unmittelbar danach schlug das gesamte Flugzeug auf das Flugfeld und ging kurze Zeit später in Flammen auf. Nur 300 Meter von den Zuschauertribünen entfernt, so in dem ersten Polizeibericht zu lesen, ereignete sich dieser tragische Unfall. Der Polizeibericht meldete weiterhin: »Das Flugzeugwrack breitete sich über eine Fläche von ca. 15 x 10 m aus. In ca. 8 m Entfernung war eine 5 x 5 m große Aufschlagstelle feststellbar. Der Boden zwischen diesen beiden Orten war stark aufgewühlt. Die Leichen lagen in ca. 7 m Entfernung neben dem Wrack.« Außer den beiden Piloten gab es keine Opfer.

Das Alter der Maschine war wohl nicht die Ursache für das folgenschwere Unglück. So zumindest berichtete der »Berliner Kurier« in seiner Ausgabe vom 11. September 1995: »Die Maschine, gesponsert von der Daimler-Tochter Deutsche Aerospace (DASA), soll in technisch einwandfreiem Zustand gewesen sein.« Erste Vermutungen gingen davon aus, dass durch das waghalsige Manöver das Material der Maschine überlastet wurde[1]. Doch wer war verantwortlich für diesen missglückten Looping? Wer der beiden Piloten, und das war unmittelbar nach dem Unfall nicht eindeutig festzustellen, hatte den Steuerknüppel in der Hand? Diese Frage und natürlich die routinemäßige Feststellung der Todesursache beschäftigte uns während der gerichtlichen Obduktion, die zwei Tage später stattfand. Neben mir waren noch Prof. Helmut Maxeiner und die Doktoren Edwin Ehrlich und Tanja Rescheleit anwesend.

Todesursächlich war jeweils ein Polytrauma. Zu klären war außerdem noch, ob als Ursache für das Unfallgeschehen zum Beispiel ein Herzinfarkt, Alkoholisierung, Beeinträchtigung durch Medikamente bzw. Drogen oder Ähnliches in Betracht kam. Die Arbeit der Obduzenten in diesem Fall war in etwa vergleichbar mit der Untersuchung von Verkehrsunfallopfern. Die mechanischen Zerstörungen der Körper sind natürlich in Abhängigkeit von den verschiedenen Geschwindigkeiten unterschiedlich.

Die von uns erhobenen Befunde ließen die Beantwortung der Frage, wer von beiden das Fahrzeug gesteuert hatte, nicht zu. Auch die Laboruntersuchungen bei uns ergaben keinen Hinweis darauf, dass als Unfallursachen krankhafte Veränderungen an den Organen oder eine Beeinflussung durch psychotope Substanzen einschließlich Alkohol gelten konnten.

Neben uns Rechtsmedizinern waren auch Beamte der Berliner Kripo und Experten des Braunschweiger Luftfahrtbundesamtes an der Aufklärung beteiligt. In solch alten Flugzeugen gibt es keine Flugschreiber, die die Bewegungen der Maschine aufzeichnen. Angewiesen waren die Ermittler in diesem Fall auch auf Videos der Zuschauer. Die so rekonstruierte Flugbahn wurde dann mit den Daten verglichen, für die die Maschine zugelassen ist. War ein solches Manöver mit diesem Flugzeug überhaupt möglich? Natürlich wurden auch die Tragflächen untersucht, um festzustellen, ob sie Risse aufwiesen.

Wir kennen das Ergebnis der weitergehenden, insbesondere der flugtechnischen Untersuchungen nicht. Nur in den seltensten Fällen haben wir Zugang zu den Abschlussberichten, wobei uns diese aber sicher nicht mit Absicht vorenthalten werden. Wenn wir aus wissenschaftlichen Gründen daran interessiert sind, erhalten wir schon eine Antwort. Die Anfragen sollten aber entsprechend begründet sein. In einigen Fällen ist unser Wissensstand in etwa mit dem eines interessierten Zeitungslesers vergleichbar. Sicher hängt das wohl auch damit zusammen, dass nach Einstellung der Ermittlungen der jeweilige Fall rasch abgelegt wird, um sich den neuen Fällen zuzuwenden. Bei etwa 2 500 gerichtlichen Obduktionen hier in Berlin, und bei immer weniger Personal, beschränken sich unsere Untersuchungen begreiflicherweise nur auf die für unser Gebiet wirklich wichtigen Fragestellungen.

In der Presse wird über derartige spektakuläre Unfälle begreiflicherweise sehr intensiv berichtet. In diesem Fall wohl auch deshalb, weil einer der Piloten der bekannte Astronaut Prof. Dr. Reinhard Furrer war. Der 55-Jährige startete erstmals am 30. Oktober 1985 an Bord des Spaceshuttle Challenger ins All. Nach seinem Raumflug wurde er 1987 Professor für Weltraumwissenschaften an der Freien Universität Berlin. Ich selbst war zu dieser Zeit Vizepräsident der Freien Universität Berlin und hatte die traurige Aufgabe, die Leiche meines eigenen Kollegen obduzieren zu müssen. So etwas berührt einen natürlich in ganz besonderer Weise – vor allem, weil es so einen erfahrenen Piloten getroffen hatte: Furrer war Sportpilot und hatte seine Lizenz schon seit den 1970er Jahren. Zu seinen spektakulärsten Unternehmungen zählten Flüge über das Inlandeis Grönlands oder nach Quito in Ecuador (Soloflug von Deutschland aus) – alles mit einer einmotorigen Maschine. Es ist schon eigentümlich miterleben zu müssen, dass jemand wie Reinhard Furrer, der in den Weltraum vordringt, letztlich bei einer Flugschau den Tod findet.

Vieles vergisst man in seinem langen Berufsleben. Bestimmte Fälle, so auch der Tod Furrers, prägen sich aber so ein, dass sie auch noch nach Jahren »abrufbar« sind. Im Hinblick auf Flugunglücke erinnere ich mich auch an den Hubschrauberabsturz auf dem militärischen Gelände des Flughafens Berlin-Tegel, bei dem alle Insassen verbrannten. Den Obduktionen wohnten, da es sich um ein militärisches Flugobjekt gehandelt hat, auch unsere Kollegen aus dem Flugmedizinischen Institut der Luftwaffe, Abteilung Rechtsmedizin und Flugunfallmedizin (Fürstenfeldbruck) bei. Bei Flugunfällen der zivilen Luftfahrt, und so war es ja auch bei dem Flugunfall in Johannisthal, wurden die Untersuchungen vom Luftfahrtbundesamt geführt. Über einen weiteren Flugzeugabsturz mitten in Berlin beim Anflug auf den Flughafen Berlin-Tempelhof haben meine Mitarbeiter in der Festschrift, die mir zum 65. Geburtstag gewidmet worden ist, berichtet. Dabei kam ein Ehepaar zu Tode, als deren einmotoriges Sportflugzeug gegen eine Häuserwand stieß. Es riss dort ein etwa zwei Meter großes Loch und brannte schließlich völlig aus. Wie durch ein Wunder blieben die Anwohner unverletzt. In diesem Fall ging es um die Identifizierung der Leichen, aber auch um die Frage, wie viele Personen sich ursprünglich im Flugzeug befunden hatten. Als Unfallursache wurde ein Triebwerkausfall unklarer Genese ermittelt. Der Flugzeugführer galt als versiert und zuverlässig. Er besaß alle zur Flugdurchführung notwendigen Lizenzen und Berechtigungen.

Flugunfälle wie diese, auch wenn solche Ereignisse ausgesprochen selten sind, führen natürlich immer wieder zu kontroversen Diskussionen über die Notwendigkeit innerstädtischer und stadtnaher Flughäfen – so auch im Fall Flughafen Berlin-Schönefeld. Dass ein größeres Passagierflugzeug über dem Stadtgebiet abstürzen könnte, ist eine Vorstellung, die man eigentlich nicht weiterdenken mag. Andererseits lehrt die Erfahrung, dass die Sicherheitsrisiken offensichtlich eher gering sind. Das hilft demjenigen jedoch nicht, der später möglicherweise Opfer eines solchen Unfalls ist.

33 Stunden Suche nach den Opfern – Explosionsunglück in Berlin

Je später es wurde an diesem 4. August im Jahr 1998, desto fieberhafter suchten die Rettungskräfte, auf dem Schutthaufen stehend. Hunde sind im Einsatz, Stein für Stein wird abgetragen – die Suche galt dem 13-jährigen Sven. Könnte es sein, dass er das schreckliche Unglück überlebt hatte?

Am gleichen Tag, gegen sechs, glich das Wohnhaus in der Lepsiusstraße 57 noch den anderen in dieser ruhigen Wohngegend in Berlin-Steglitz – doch kurze Zeit später erschütterte eine gewaltige Detonation die Stille des Morgens. Den Anwohnern bot sich, nachdem sich die riesige Staubwolke verzogen hatte, das Bild eines einzigen Trümmerfeldes. Gegen 6.13 Uhr ging der Notruf in der Rettungsleitstelle ein, so ein Bericht über den Einsatz[1]. Heinz Jürgen Uhrlandt, der sich in diesem Zusammenhang auch an den in diesem Buch schon beschriebenen Anschlag auf die Diskothek »La Belle« erinnert, nahm den Anruf entgegen und erfährt von der Explosion, vermutlich ausgelöst durch Gas, und dass man mit Verletzten rechnen müsse[2]. Feuerwehr, Deutsches Rotes Kreuz und Rettungshundestaffeln eilten zum Ort des Geschehens. Knapp eine Stunde später waren erste Ergebnisse der Trümmerabsuche zu verzeichnen – die Hunde hatten drei Menschen erschnüffelt, die Hoffnung auf Überlebende stieg. Erfahrene Rettungshunde können den Unterschied zwischen Lebenden und Toten wittern und das ihrem Führer entsprechend anzeigen. Da man aber nie ganz sicher sein kann, muss der Hundeführer seinen Hund richtig lesen können, um ihn zu verstehen.

Gegen 10.30 Uhr dann ein erster Erfolg – der 33-jährige Michael Kulessa wurde aus den Trümmern gerettet, kaum verletzt. Auch die 41-jährige Eva Bertz konnte, weil sie sich kurz nach der Explosion unter die Spüle rettete, lebend geborgen werden. Ihr Vater, der kurz vor dem Unglück das Haus verlassen hatte, um mit dem Hund spazieren zu gehen, war überglücklich. Nach und nach wurden jedoch auch Tote geborgen – Hubertus Fricke, der die erste Nacht in der neuen Wohnung schlief, seine Frau war noch in der alten geblieben, das Ehepaar Dieter und Christa Bortz, die Schwestern Angelika und Gerda Wilke. Doch was war mit dem Jungen von ganz unten – Sven Tornow? Seine Eltern warteten mittlerweile voller Sorge vor den Resten des Hauses. Auch sein Lieblingsonkel war da und ein Klassenkamerad. Das Bio-Radargerät hatte Herzschläge geortet, an der Stelle, wo sich Svens Zimmer befand.

Nur noch eine Trümmerhaufen blieb von dem Haus Lepsiusstraße 57 übrig.

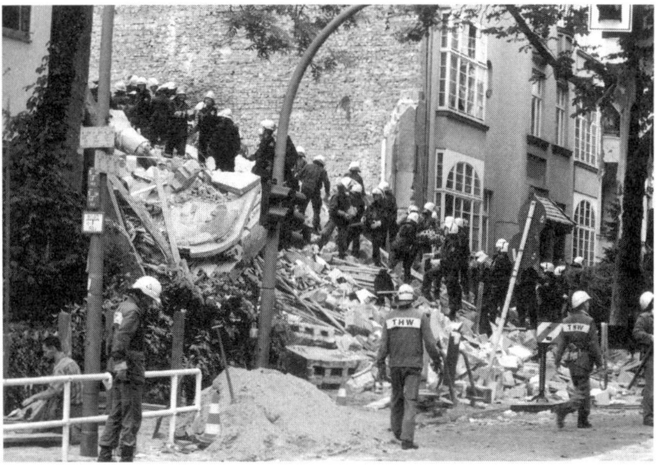

Doch gleichzeitig wussten die Helfer und auch die Eltern, dass Sven nicht allein in seinem Zimmer war – mit ihm wohnten dort zwei Vögel, eine Katze und sein Hund Bobby.[3]

Bei dem hier in Rede stehenden Fall handelte es sich um einen der größten Rettungseinsätze des Berliner Roten Kreuzes. Selbst nach Stunden harter Arbeit kämpften die Bergungsteams weiter, beseitigten Schutt und Geröll, in der Hoffnung, den noch immer vermissten Sven und die 68-jährige Gerda Wilke, deren Töchter schon tot geborgen sind, lebend zu finden.

»Wie alle Rettungsteams gingen auch die DRK-Helferinnen und –Helfer bis zum Schluss trotz Erschöpfung und Müdigkeit hochmotiviert zur Sache, in der Hoffnung, noch Menschenleben retten zu können. Doch der pausenlose dreitägige Einsatz bis an den Rand der Kräfte führte nicht zum gewünschten Erfolg. Als den Rettern bei den Bergungsarbeiten der Hund des 13-jährigen Sven munter entgegensprang, keimte noch einmal Hoffnung auf [...]«[4], so der Einsatzbericht des DRK weiter. Doch leider hatte das Radargerät wirklich nur die Herztöne des Hundes erfasst. Sven wurde letztendlich an anderer Stelle gefunden – tot, ebenso wie Gerda Wilke, die letzte der noch vermissten Bewohner. Die Hunde, so der Staffelleiter, hatten die aufgespürten Menschen nicht eindeutig »verbellt«, wie sie es normalerweise bei noch lebenden Personen tun, im Nachhinein bestätigte sich also die Vermutung der Hundeführer, eventuell nur auf weitere Tote zu stoßen[5].

Unter den Sektionsnummern 272, 273, 274, 275, 276, 277 und 278/1998 sind die Obduktionsprotokolle bei uns registriert (Obduzenten: Prof. Volkmar Schneider, Prof. Helmut Maxeiner, Dr. Edwin Ehrlich/Dr. Britta Bockholdt/Frau Tanja Rescheleit). Die Obduktionen in gerichtlichem Auftrag erfolgten am 5. und 6. August 1998. Als Todesursache fand sich durchweg ein so genanntes Polytrauma, zum Teil mit schweren Verletzungen, auch am Kopf, und ein Ersticken durch äußere Behinderung der Atmung (Verschüttung). Unter Polytrauma versteht man schwere Mehrfachverletzungen bzw. gleichzeitig entstandene Verletzungen mehrerer Körperregionen oder Organsysteme, wobei wenigstens eine Verletzung oder die Kombination mehrerer lebensbedrohlich ist. Häufigste Ursache von Polytraumata sind sonst Verkehrsunfälle.

Vor der Explosion existierten in der Lepsiusstraße 57 elf Wohnungen, in denen bis zu 21 Menschen lebten.

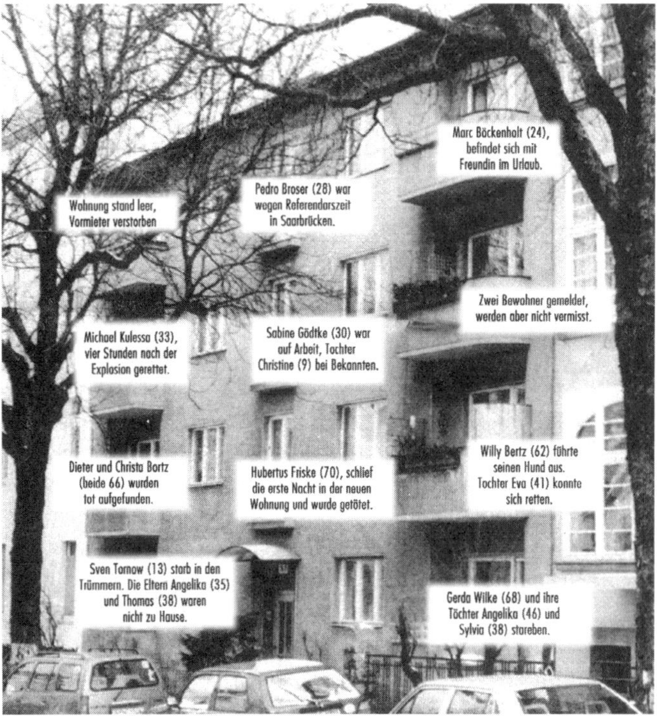
Marc Böckenholt (24), befindet sich mit Freundin im Urlaub.
Wohnung stand leer, Vormieter verstorben
Pedro Broser (28) war wegen Referendarszeit in Saarbrücken.
Zwei Bewohner gemeldet, werden aber nicht vermisst.
Michael Kulessa (33), vier Stunden nach der Explosion gerettet.
Sabine Gödtke (30) war auf Arbeit, Tochter Christine (9) bei Bekannten.
Willy Bertz (62) führte seinen Hund aus. Tochter Eva (41) konnte sich retten.
Dieter und Christa Bortz (beide 66) wurden tot aufgefunden.
Hubertus Friske (70), schlief die erste Nacht in der neuen Wohnung und wurde getötet.
Sven Tornow (13) starb in den Trümmern. Die Eltern Angelika (35) und Thomas (38) waren nicht zu Hause.
Gerda Wilke (68) und ihre Töchter Angelika (46) und Sylvia (38) stareben.

In Fällen dieser Art stellt sich natürlich immer wieder die Frage, wie lange die Betreffenden möglicherweise noch nach der Explosion gelebt haben. Eine Frage, die, begreiflicherweise, auch die Angehörigen immer wieder interessiert. Nach den erhobenen Befunden konnte davon ausgegangen werden, dass die Verschütteten sehr rasch den Tod gefunden haben. Frühe so genannte vitale Zeichen können eine Blutung in das Zwischengewebe, ausgehend von den Verletzungen oder eine Einatmung von Fremdmaterial sein. Wenn die Verletzungen 30 bis 60 Minuten oder länger überlebt worden sind, findet man mikroskopisch so genannte Zellreaktionen, das sind weiße Blutkörperchen, die aus den Blutgefäßen in das Verletzungsgebiet auswandern, wie schon beschrieben.

Besonders wichtig in diesem Fall, da die Unglücksumstände zum Zeitpunkt der Obduktion noch nicht aufgeklärt waren, war auch, ob auf Grund der Befunde möglicherweise Hinweise zu erlangen waren, worauf die Explosion zurückging. Man denkt natürlich stets an Manipulation an den Gasgeräten bzw. an den Gasleitungen. Aus diesem Grunde wird nicht nur eine äußere Leichenschau durchgeführt. Es werden auch chemisch-toxikologische Untersuchungen nötig, insbesondere im Hinblick auf eingeatmete Gase bzw. auf nachweisbare Zusatzstoffe, die im Gas enthalten sind. Eingeatmete Gase versucht man natürlich in erster Linie in den bei der Leichenöffnung zurückbehaltenen Lungengewebsproben nachzuweisen. Bei dem Zusatzstoff zum in Berlin üblicherweise verwandten Erdgas handelt es sich um das Odorierungsmittel Tetrahydrothiophen. Die Konzentration von THT beträgt 18 mg/m^3. Gefordert sind natürlich auch die Spezialisten der Kriminalpolizei, insbesondere der Kriminaltechnik und der Feuerwehr – werden Leckagen gefunden am Tatort, wurde an den Gasleitungen manipuliert, handelt es sich um einen Selbstmord(versuch) und dergleichen mehr.

Unter der Überschrift »Meist Selbstmorde oder Manipulation an Leitungen – seit 1988 acht schwere Gasexplosionen in Wohnhäusern«[6] war unter anderem zu lesen: »Die bislang meisten Verletzten forderte 1974 ein Gasunglück in Wilmersdorf. Bei einer Explosion im Keller eines Mietshauses wurden 15 Personen zum Teil schwer verletzt. Die Feuerwehr löste Katastrophenalarm aus und evakuierte 40 Mieter des betroffenen Hauses sowie sämtlicher Nachbargebäude. Die Explosion wurde durch einen Arbeitstrupp der GASAG ausgelöst, der sich an einer Gasleitung zu schaffen machte, von der er annahm, dass sie stillgelegt sei. Und am 12. Januar 1988 flog in Spandau ein Einfamilienhaus durch eine Propangasflasche in die Luft. Dabei flogen die Gebäudeteile bis zu 100 m weit. Bevor er die Explosion auslöste, hatte der 35-jährige Hauseigentümer seine 43-jährige Frau ermordet. Erst zwei Monate nach der Tat wurde beim Abtragen der Trümmer die verkohlte Leiche des Täters gefunden. Nach dem Dachdecke war zuvor gefahndet worden. Das bisher schwerste Gasunglück in Deutschland ereignete sich 1986 einen Tag nach Weihnachten in einem Hotel in Garmisch-Partenkirchen. Dort wurden durch die Explosion einer defekten Gasleitung elf Menschen getötet, acht verletzt.«

Ursache der schweren Gasexplosion war wohl letztlich, wie sich herausstellte, eine Manipulation an der Gasleitung – die Kappe eines Prüfstutzens war abgeschraubt, so die »Berliner Zeitung« am 30. September 2000. Die Betätigung eines Lichtschalters, so der Pressebericht weiter, habe die Explosion ausgelöst. Der Artikel berichtet auch, dass sich einzig in Sven Tornows Lungen ein Gasgemisch fand. War er verantwortlich für den Tod von sechs Menschen und seinen eigenen? Oder hielt er sich nur zufällig in der Nähe der Gasleitung auf? Fragen, die wohl nie mehr beantwortet werden können.

War es wirklich Notwehr? – Die Todesschüsse am israelischen Generalkonsulat

17. Februar 1999, kurz nach 15.00 Uhr – etwa 200 bis 300 kurdische Aktivisten versammelten sich vor dem israelischen Generalkonsulat. Man wollte, so äußerten Beteiligte später, mit einigen Mann das Gebäude betreten, um eine Diskussion zu führen. An der Tür standen israelische Sicherheitsbeamte. Plötzlich fielen Schüsse. Drei junge Kurden, darunter eine 18-jährige Frau, waren sofort tot, wenige Tage später musste der Tod eines vierten Opfers beklagt werden. 16 weitere Menschen wurden teilweise schwer verletzt.

Dieses Geschehen warf eine Reihe von Fragen auf – warum hatten sich so viele Kurden vor dem Konsulat versammelt, ging es wirklich darum, eine Diskussion zu führen und wenn ja, worüber? Wer hatte auf diese Menschen geschossen und warum?

Die Antwort auf die erste Frage war nicht schwer zu finden: Zwei Tage zuvor, am 15. Februar 1999, wurde in Kenia Abdullah Öcalan vom türkischen Geheimdienst gefasst und in die Türkei entführt. Öcalan, bis zu deren Auflösung Vorsitzender der Arbeiterpartei Kurdistans (PKK), hatte sich zuvor auf einer Odyssee befunden – Versuche in Europa politisches Asyl zu erhalten, waren mehrere Male fehlgeschlagen. An der Entführung, so wurde damals als Gerücht verbreitet, sei auch der israelische Geheimdienst Mossad[1] beteiligt gewesen. Eine These war und ist, dass viele, wohl auch antisemitische, Anhänger Öcalans[2] dieser Verschwörungstheorie glaubten und zum Protest gegen Israel vor dem Konsulat aufgerufen hatten. Andere Einschätzungen besagen, dass für viele Kurden der Protest gegen Israel deswegen nahe lag, weil in ihren Augen generell enge Verbindungen zwischen den Sicherheitskräften der Türkei, Israels und den USA bestünden.

Offensichtlich handelte es sich um den Versuch einer Besetzung des Generalkonsulates durch die kurdischen Demonstranten, die selber später erklärten, dass eine mehrstündige Besetzung geplant gewesen sei, man aber ohne Waffen gekommen war. In der Tür habe ein israelischer Sicherheitsbeamter, so die kurdischen Aktivisten weiter, mit einer Pistole ohne Vorwarnung und Warnschuss zahlreiche Schüsse auf die Abordnung abgegeben. Der Augenzeuge Celal Deniz berichtete: »Auf

Maskierte Polizisten bewachen Öcalan in Handschellen beim Flug von Kenia in die Türkei.

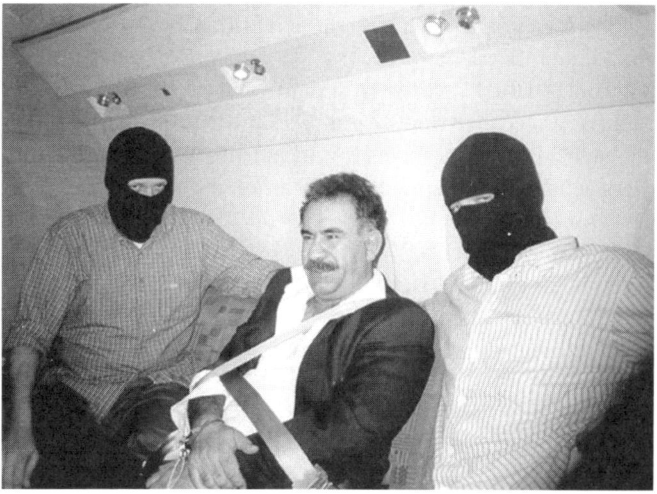

einmal sah ich, dass zwei Menschen herauskamen, sie waren beide bewaffnet. Einer fing sofort an, von der Treppe aus auf die Menschen zu schießen ohne eine Vorwarnung und ohne in die Luft geschossen zu haben.«[3]

Dennoch gelang es einigen Besetzern, in das Gebäude einzudringen. Eine kurzzeitige Geiselnahme in der Villa wurde, so gab ein Polizeisprecher bekannt, von einem Sondereinsatzkommando der Berliner Polizei beendet. Im Gegensatz zum zitierten Augenzeugenbericht und den Aussagen der Kurden versicherte der israelische Botschafter in seiner ersten Reaktion in Bonn, dass die Sicherheitsbeamten aus Notwehr geschossen hätten.

Bereits wenige Tage später wurden an der Notwehr-These erste Zweifel laut[4]. Die wichtigsten Fragen lauteten: Wurde tatsächlich nur im Gebäude geschossen oder auch draußen – wie viele Kurden behaupteten? Eine entscheidende Frage, denn nur das Gebäude unterliegt der Hoheit Israels, nicht aber der Platz davor. Und im Fall eines Schusswechsels innerhalb des Gebäudes: lag damit auch eine Gefährdung der Polizeibeamten vor? Hierzu äußerte sich Eckhart Werthebach, der damalige Innensenator Berlins: »In der Zeit zwischen 13 Uhr 46 und 14 Uhr 15 wurden aus dem Gebäude heraus mehrere Schüsse abgegeben und zwar direkt in Richtung der Personen, die sich im Eingangsbereich und auf der Treppe aufhielten. Hier befanden sich auch Polizeibeamte, die aber nicht getroffen wurden.«[5]

Für jeden einsichtig, handelt es sich um einen Fall, der erhebliche diplomatische Irritationen ausgelöst hat[6]. Diese haben uns Rechtsmediziner natürlich nicht zu beschäftigen, aber interessant ist es allemal, die Begleitumstände zu erfahren.

Natürlich wurden die drei tödlich Verletzten im gerichtlichen Auftrag obduziert. Die Obduktionen fanden noch am gleichen Tag statt und wurden von mir, Dr. Rosenbaum, Dr. Troike und

Gerichtsärztin Semm vorgenommen. Als Todesursache fanden wir Schussverletzungen mit der Folge des Verblutens. Die erschossene Frau war, wie schon erwähnt, 18 Jahre alt, die erschossenen Männer 24 bzw. 29 Jahre. Einer der Obduzenten war zuvor auch am Tatort. Eine Untersuchung der Leichen vor Ort war im Hinblick auf die damalige Situation jedoch nicht möglich. Dies kommt immer wieder vor, insbesondere bei Leichen in der Öffentlichkeit. In diesen Fällen empfiehlt es sich, auch die Erstuntersuchungen in das Leichenschauhaus zu verlegen bzw. in den Sektionssaal. Das Berliner Leichenschauhaus befindet sich (noch) in der Invalidenstraße. Nach Fall der Mauer ist dies der Ort für Gesamtberlin, an den die polizeilich beschlagnahmten Leichen gebracht werden, insbesondere die, bei denen eine gerichtliche Obduktion zu erwarten ist. Und dies gilt natürlich stets für die Leichen, bei denen von Anfang an die jetzt sieben Berliner Mordkommissionen zuständig sind.

Unsere Aufgabe bestand natürlich – wie sonst in derartigen Fällen auch – darin, etwas zu Schussrichtung, Schussentfernung und Geschosskaliber zu sagen. Die kriminaltechnische Untersuchung der Kleidung ist nicht Aufgabe der Rechtsmediziner, jedenfalls nicht in Berlin. Erfahrungsgemäß nimmt die äußere Leichenschau immer einen größeren Zeitraum ein, und bei der inneren Leichenschau sind die Schussgänge zu rekonstruieren und die einzelnen Verletzungen darzustellen. Denkbar wäre natürlich auch, dass in einer solchen Situation wie damals, mehrere Menschen von einem Geschoss getroffen werden können. Doch dazu hatten wir uns nicht zu äußern, denn zur Rekonstruktion des Tatgeschehens sind wir nicht weiter befragt worden. Wir haben im vorliegenden Fall lediglich unsere Obduktionsbefunde und die Laborbefunde weitergeleitet.

Eine Rekonstruktion des Tatgeschehens ist natürlich nur dann möglich, wenn auch die sonstigen Ermittlungsergebnisse vorliegen bzw. wenn nach allen Richtungen hin durch den

Einsatz vieler Spezialisten ermittelt wird (Schuss-Sachverständige). Wichtig ist in diesem Zusammenhang die Frage, ob möglicherweise die Opfer selbst auch geschossen haben (Notwehr?) oder ob sie, in welcher Weise auch immer, bewaffnet waren.

Da der Fall inzwischen zwar ein diplomatisches, aber kein juristisches Ende gefunden hat, soll an dieser Stelle auf die einzelnen Verletzungen nicht näher eingegangen werden, auch nicht auf die Fragen, wie häufig die Getöteten getroffen worden sind und zu ihrer Position bezogen auf die Position der Schützen. Das muss erst in einer Gerichtsverhandlung besprochen werden.

Im vorliegenden Fall habe ich noch eine besondere Erinnerung. Während wir die Leichen entkleideten und den Tascheninhalt auf einem Tisch ausbreiteten, gingen mehrfach Anrufe auf den aus der Kleidung entnommenen Handys ein. Das ist schon eine eigenartige Situation. Man selbst steht neben der Leiche und von irgendwoher versuchen Freunde oder Angehörige Kontakt aufzunehmen, natürlich nicht wissend, dass das gar nicht mehr möglich ist. Als Gerichtsarzt sollte man sich natürlich bei seiner Arbeit freihalten von Emotionen oder Anteilnahme, aber auch nach 40 Jahren im Dienst muss ich sagen, dass es – wie auch damals – immer wieder Situationen gibt, bei denen man innerlich berührt ist.

Mich wühlt insbesondere auf, wenn ich die Leiche eines Kindes, das durch Misshandlung grausam zu Tode gekommen ist, obduzieren muss. Das Umfeld, in dem solch eine Tat geschieht, lernen wir meist erst später bei der Gerichtsverhandlung kennen, da die Polizeiakte (Todesermittlungsverfahren) zum Zeitpunkt der Obduktion oft erst sehr wenige Informationen enthält.

Die israelischen Sicherheitsbeamten, die »Todesschützen«, wurden nach Israel ausgeflogen. Sie genießen, wie es hieß, diplomatische Immunität[7], so dass kein Ermittlungsverfahren gegen sie zustande kam.

Anders erging es vielen Kurden und Kurdinnen, die sich an diesem Tag vor dem Konsulat versammelt hatten. Sie befanden sich lange in Untersuchungshaft, zum Teil bis zu Beginn der Hauptverhandlung. Dort stellte sich schließlich heraus, wie im Gerichtsurteil festgehalten wurde, dass die israelischen Sicherheitsbeamten gezielt auf die Demonstrationsteilnehmer geschossen hatten. Augenzeugen, unter anderem auch Polizeibeamte, berichteten von überlegtem Auftreten der Schützen, die, und auch das wurde im Prozess deutlich, gezielt in die Menge geschossen hatten. Aufgrund der Beweise - es wurden auch die Videos der Überwachungskameras ausgewertet - sprach das Landgericht Berlin nach 18 Verhandlungstagen drei der vier Angeklagten frei (der vierte Kurde war für verhandlungsunfähig erklärt worden).

Gegen das Urteil legte die Staatsanwaltschaft erfolgreich Revision beim Bundesgerichtshof ein. Das Urteil des Landgerichts wurde vom Bundesgerichtshof am 29. August 2000 aufgehoben, da es grob lückenhaft sei. Im Jahr 2001 wurde das Verfahren gegen die Angeklagten vor einer anderen Kammer des Landgerichtes neu aufgerollt. »Bestürzend ist, dass schon während des ersten Prozesses sowie in dem Plädoyer der Staatsanwältin die Schuld für den Tod der vier Kurden den Angeklagten und den Demonstranten gegeben wurde. Bestürzend deshalb, weil nach der Beweisaufnahme unübersehbar war, dass auf Menschen geschossen wurde, die panikartig versuchten, das Gelände zu verlassen.«[8] Zum jetzigen Zeitpunkt gibt es keine weiteren Informationen zu dem Prozess.

Zum Schluss bleibt eine Frage, über die ebenfalls heftig diskutiert wurde: Waren die Ereignisse am israelischen Generalkonsulat voraussehbar? »Wenn wir prophetische Gaben hätten, dann hätten wir anders entschieden«[9], so lautete die Reaktion von Innensenator Werthebach darauf. Belegt scheint jedoch zu sein, dass dem Bundeskriminalamt schon am Tag vor den Ereignissen am israelischen Generalkonsulat Hinweise auf PKK-Aktivitäten vorlagen. So hieß es in einer Sendung des RBB unter Berufung auf Unterlagen des Bundeskriminalamtes: »Aufgrund der engen Verbindungen der Türkei mit Sicherheitskräften der USA und Israels ist auch mit Aktionen gegen israelische und amerikanische Einrichtungen zu rechnen. Die Einschätzung erfolgt in Abstimmung mit dem Bundesamt für Verfassungsschutz und dem Bundesnachrichtendienst.«[10] Eine Entscheidung für ein erhöhtes Sicherheitsaufkommen erfolgte im Fall des Konsulats dennoch nicht, sonst wären die Vorkommnisse womöglich zu verhindern gewesen.

»Eine Täterin – viele Schuldige«[1]

»Unglücksfall in Wohnung« – das Alarmierungsstichwort der Feuerwehr kann alles bedeuten. Doch was die Feuerwehrmänner am 5. Januar 2002 dann in einer Wilmersdorfer Wohnung sahen, werden sie wohl ihr Leben lang nicht vergessen. Gerufen von Nachbarn, die den Geruch nicht mehr ertragen konnten, öffneten sie die Tür zur Parterrewohnung. Vor ihnen lagen völlig vermüllte Zimmer, in denen man kaum einen Fuß auf den Boden setzen konnte. Später wurden etwa 1000 Liter Müll entsorgt, davon allein 200 schmutzige Babywindeln. Dann, zwischen Sessel und Bett, der grausige Fund - ein kleiner Junge, zusammengekauert, mehr einem Skelett ähnlich und mumifiziert. Seine Mutter, Veronika W., hatte bereits im November 2001 die Wohnung verlassen. Ihren Sohn, Alisan-Turan, ließ sie allein zwischen den Müllbergen zurück. Der tagelange Todeskampf des kleinen Jungen, die qualvollen letzten Stunden ohne Trinken und Essen – keiner mag sich das ausmalen, es sprengt die Vorstellungen von dem, was möglich zu sein scheint.

Ich selbst habe zwei Kinder und sechs Enkelkinder. Begreiflicherweise ist es in solchen Fällen oft schwer, sich bei seiner Arbeit von Gefühlen der Anteilnahme freizumachen. Ich kenne einige junge Kollegen, auch solche mit hervorragenden Abschlüssen, die diese Belastung mental nicht verarbeiten konnten und deshalb in andere Bereiche der Medizin wechselten.

Trotzdem musste die Arbeit getan werden, und so erfolgte die gerichtliche Obduktion einen Tag nach Auffinden der Leiche (Dr. Ulrich Rossel/Gerichtsarzt Tadeusz Pietrzak). Zwei

Jahre war das Kind alt geworden. Bevor es gefunden wurde, war es bereits gute sechs Wochen tot und – wie schon erwähnt – mumifiziert. Die meisten Laien vermuten sicherlich, dass man bei einer solchen Obduktion aufgrund des Zustandes kaum Ergebnisse erwarten darf. Dies trifft so nicht zu. Wenn die Weichteile des Toten wie bei dem Jungen mumifiziert sind, erlauben Röntgenuntersuchungen dennoch Aussagen, ob das Kind möglicherweise früher misshandelt worden ist. Auch chemisch-toxikologische Untersuchungen sind immer noch möglich, um herauszufinden, ob eine Giftbeibringung vorliegt, ebenso wie DNA-Untersuchungen zur Identifizierung, was im vorliegenden Fall allerdings nicht erforderlich war.

Die Frage, ob eine Obduktion noch Sinn macht, stellt sich immer auch dann, wenn eine Exhumierung ansteht. Grundsätzlich muss man sagen, dass auch nach längerer Liegezeit im Erdgrab mitunter wichtige Befunde zu erheben sind. Knochenverletzungen, so Schusslücken beispielsweise, sind bekanntermaßen noch nach sehr langer Zeit festzustellen – ebenso wie sonstige knöcherne Verletzungen oder Erkrankungen, die mit Veränderungen am Knochen einhergehen. Zuständig ist in diesem Fall die Forensische Archäologie, die sich mit forensischen Fragestellungen, insbesondere bezogen auf alte Knochenfunde, befasst. So geht es mitunter um die Deutung von knöchernen Schädelverletzungen (Hiebverletzungen durch ein Schwert?), aber auch um sonstige Verletzungen im Zusammenhang mit kriegerischen Auseinandersetzungen oder um die Identifizierung bedeutender Persönlichkeiten aus lang zurückliegenden Epochen.

Im vorliegenden Fall des kleinen Alisan fanden sich die Zeichen eines fortgeschrittenen Fäulnis- und Verwesungszustandes einschließlich Mumifizierung. Des Weiteren zeigte sich auch ein Madenbefall mit Madenfraßdefekten, insbesondere in den oberen Abschnitten des Körpers. Hinweise auf mechanische Gewalteinwirkungen lagen nicht vor, weder im Hinblick auf stumpfe noch auf scharfe Gegenstände. Bei dem festgestellten Körpergewicht war zu berücksichtigen, dass durch die Mumifizierung das tatsächliche Körpergewicht zum Zeitpunkt des Todes sicher sehr viel höher gelegen haben dürfte.

Die Mutter des toten Jungen wurde bei einer Bekannten in Neukölln festgenommen. Sie gestand sofort. Ihr Freund, ihre Eltern und Großeltern – sie alle wussten nichts von dem Verbrechen. Auf Fragen nach dem Kind antwortete Veronika immer beruhigend, für den Kleinen sei gesorgt[2]. Sie übernachtete bei Freunden und lieh sich dort auch Sachen zum Anziehen. An jenem Novemberabend hatte sie nur eine kleine Handtasche mitgenommen. Sie tanzte durch die Diskos, während ihr kleiner Junge starb, so schrieb eine Berliner Zeitung[3].

Was ist das für ein Mensch, fragen sich viele in solch einem Fall. »Eine romantische Vorstellung zu glauben, Mütter seien dazu nicht in der Lage«, so urteilte Isabella Hauser, Direktorin der Psychiatrischen Klinik der Freien Universität Berlin[4]. Eine schwere Persönlichkeitsstörung, so Prof. Hauser weiter, bei der Menschen weder Trauer noch Schuld fühlen, sei der Grund für dieses Verhalten. Oftmals spielen auch Drogen eine Rolle. Veronika W. stammte aus Russland, lebte aber seit zehn Jahren in Deutschland. Zwischenseitlich verdiente sie sich ihr Geld als Prostituierte und handelte selbst mit Drogen[5].

Natürlich wurde wegen Mordes Anklage gegen sie erhoben. Die 35. Große Strafkammer des Berliner Landgerichts versuchte ab dem 25. September 2002 das nachzuvollziehen, was für viele nicht nachvollziehbar erscheint. Sie wollte eine Antwort auf die Frage finden, warum Veronika W. ihr Kind verdursten ließ. »So brutal es klingt«, so äußerte Frau W. später vor Gericht, »ich habe vergessen, dass es Alisan gibt.«[6] Auf die Feststellung, dass ihr Kind verhungert ist, bemerkte sie, dass ihr das erst bei der Festnahme durch den Kopf gegangen sei. Über seinen qualvollen Tod habe sie nicht nachgedacht[7].

Insgesamt fanden zwei Verhandlungen statt. Bemerkenswert war, dass die zwei psychiatrischen Gutachter zu unterschiedlichen Ergebnissen kamen. Entgegen dem ersten kam der zweite Gutachter zu dem Schluss, dass bei der Angeklagten, d. h. der Kindesmutter, zur Tatzeit eine Persönlichkeitsstörung und eine »mittelgradige depressive Episode«[8] vorlag, die mit massivem Drogenkonsum einherging. Die Vermüllung der Wohnung zeige, dass die Angeklagte bereits Wochen vor dem Verlassen des Kindes »nicht funktioniert« habe. Er sprach von einer depressiven Gleichgültigkeit, der sich die Frau schicksalhaft ergeben habe. Die Mutter habe bis heute keinen emotionalen Zugang zu dem Desaster. Dies spräche für eine erheblich verminderte Schuldfähigkeit.

In erster Instanz war die Angeklagte wegen grausamen Mordes zu lebenslanger Haft verurteilt worden. Der Bundesgerichtshof hat zwar den Schuldspruch bestätigt, jedoch die Feststellungen zur Schuldfähigkeit gerügt. 13 Jahre Haft wegen Mordes, aber mit verminderter Schuldfähigkeit – das ist letztlich die Strafe für Veronika W., der, so der Vorsitzende Richter Josef Hoch, sehr wohl bewusst war, dass ihr Sohn ohne ihre Hilfe qualvoll sterben würde[9].

Ein forensischer Psychiater ist, so wird auch in diesem Fall deutlich, für die Begutachtung dringend notwendig. Aber auch hier kann man natürlich die Frage stellen, welche Qualifikation ein solcher Psychiater, der vor Gericht auftritt, haben muss. Einen Facharzt für forensische Psychiatrie gibt es nicht. Es ist aber sehr zu begrüßen, dass man derzeit versucht, in den eigenen Reihen, das heißt in der Forensischen Psychiatrie, die Qualifikation anzuheben. Dazu dienen natürlich auch die entsprechenden Fortbildungsveranstaltungen und Kongresse. Den Unterschied zwischen Rechtsmediziner und forensischem Psychiater kann man vielleicht ganz grob so skizzieren: Der forensische Psychiater (ebenso auch der forensische Psychologe) ist für die Begutachtung des Täters zuständig, der

Rechtsmediziner für die Begutachtung des Opfers. Der angehende Rechtsmediziner durchläuft im Rahmen seiner Weiterbildung auch eine externe Station in der Psychiatrie bzw. in der Forensischen Psychiatrie. Aber eine vollständige psychiatrisch-psychologische Begutachtung können wir Rechtsmediziner nicht erbringen.

Viele Monate nach dem Tod des Jungen sitzt Albrecht Broemme, Feuerwehrchef in Berlin, am Freitagmorgen in der Klasse 9F an der Steglitzer Paulsen-Oberschule und liest vor, was Krimiautorin Pieke Biermann zu dem Todesfall des kleinen Alisan-Turan recherchiert hat. Unter dem Titel »Wilmersdorfer Winter« wurde die Geschichte am 18. Oktober 2003 im »Tagesspiegel« veröffentlicht. »Diese Geschichte hat mich sehr traurig gemacht«, sagt Broemme. Und auch die Schüler sind entsetzt. Anfangs schweigen sie, doch dann kommen die Fragen: Hat denn niemand der Nachbarn schon früher etwas bemerkt? Hätten Ämter und Behörden der Frau helfen können? Alisan verdurstete in der Wohnung eines Mehrfamilienhauses. Jeder, der dort lebte oder zu Besuch kam, ging an einer Tür vorbei, hinter der ein Kind war, das litt, das weinte und das schließlich starb. Dafür, wie für das Verhalten der Mutter findet man keine Worte. Man kennt sich nicht, mischt sich nicht ein in das, was hinter fremden Wohnungstüren passiert, Kinder schreien eben mal – alles Antworten, auf die Frage, wie das passieren konnte. Eine richtige Antwort darauf gibt es nicht. Und die Frage, warum der kleine Junge sterben musste, bleibt. Die Mutter war die Täterin, mit der Schuld müssten sich viele Menschen im Umfeld des kleinen Alisan auseinandersetzen.

Das Röntgenbild führte zur richtigen Spur

Fritz Schulz war eine Berliner Kiezlegende, zwar nicht stadtbekannt, aber im »Koma«, seiner Stammkneipe, oft und gern gesehen. Berlin-Neukölln, Sonnenallee Ecke Ederstraße – das war seine Gegend. Hier lebte er, traf seine Freunde, trank mit ihnen Bier – Fritz war alkoholkrank, aber einer von der ruhigen Sorte. Aufgrund einer Lactat-Acidose (Stoffwechselentgleisung durch Übersäuerung, typisch für Alkoholkranke, die sich nicht gesund ernähren) kam er ins Krankenhaus und dann zu einer Anschlussheilbehandlung.

Die Krimiautorin Pieke Biermann erzählt die ganze Geschichte des »kleinen dürren Männchens«, wie ihn Freunde nennen, und seines tragischen Endes, im »Tagesspiegel«[1]. Hier nur ein kurzer Auszug: »Am 12. Mai 2002 ist Fritze wieder weg. Abends um halb acht stellt die Schwester [im Krankenhaus] sein Fehlen fest, auf null Uhr drei ist die Vermisstenanzeige im Polizeiabschnitt 46 datiert. Die Suche im Haus bleibt erfolglos. Die Anzeige geht routinemäßig zur Kriminalpolizei der Direktion 4 und später zum berlinweit zuständigen LKA 124.« Fast zehn Monate nach seinem Verschwinden wird Fritz von einem Schornsteinfeger in einem Schacht auf dem Krankenhausgelände gefunden – tot.

Doch nicht primär um die Geschichte von Fritz soll es hier gehen, denn die wurde ja schon von der Autorin Pieke Biermann erzählt. Vielmehr interessieren in diesem Zusammenhang zwei allgemeine Aspekte der Rechtsmedizin – die sichere Identifizierung von Leichen und die Feststellung der genauen Todesursache. Fritz Schulz war, als man seine Leiche fand, zum Teil skelettiert. Identifizieren konnte man ihn zu diesem Zeitpunkt noch nicht – die langen Kopfhaare ließen zunächst an die Leiche einer Frau denken.

Doch erst wenn die Leiche sicher identifiziert ist, können die weiteren polizeilichen Ermittlungen zielgerichtet geführt werden. In Fällen dieser Art stellten sich natürlich dann die Fragen, war es ein Unfall, war es Selbstmord oder liegt möglicherweise ein Tötungsdelikt vor? In den meisten Fällen wird man eine Antwort finden. Nach großen Sektionsstatistiken verbleiben ein bis drei Prozent der Fälle, die hinsichtlich der Todesursache und der Todesart nicht abschließend geklärt werden können. Dazu zählen natürlich auch die Fälle, bei denen die Fäulnisveränderungen bereits weit fortgeschritten sind, ebenso wie die, bei denen funktionelle Störungen, die pathologisch-anatomisch nicht aufzudecken sind (z. B. Herzrhythmusstörungen, Alkoholentzugsdelir), zum Tode geführt haben.

Insgesamt nimmt die Identifizierung unbekannter Leichen im Obduktionsgut eines rechtsmedizinischen Instituts nur einen verhältnismäßig kleinen Raum ein, anders natürlich bei Großschadensereignissen. Weder der Arzt noch der Kriminalbeamte können über die bereits eingehend beschriebenen Untersuchungen hinaus am Tatort Wesentliches zur Identifizierung beitragen. Ziel einer Identifizierung ist die möglichst genaue (rekonstruktive) Persönlichkeitsfeststellung aus einzelnen Merkmalen. Man unterscheidet hier sichere (Papillarlinienrelief, Zahnstatus) und unsichere (Alter, Geschlecht, Größe) Identitätsmerkmale. Besondere Bedeutung hat in den letzten Jahren natürlich die DNA-Analyse (genetischer Fingerabdruck) erlangt. Fäulnis und Verwesung führen oft zu so starken Veränderungen, dass eine Erkennung der Persönlichkeit über Angehörige oder Passbild nicht mehr möglich ist.

Als erfahrener Rechtsmediziner wird man sich durchaus an den einen oder anderen Fall erinnern können, bei dem die genaue Todesursache letztlich offen bleiben muss. So diskutiert man ja heute noch, ob der frühere Ministerpräsident von Schleswig-Holstein Uwe Barschel sich in der Badewanne in einem Schweizer Hotel das Leben genommen hat oder ob möglicherweise eine »fremde Hand« im Spiel war.

Die sichere Identifizierung von Fritz Schulz gelang dann auf dem Sektionstisch bzw. auf dem Röntgentisch, über den Bildvergleich mit früheren Röntgenaufnahmen, auf denen Verschraubungen im Bereich der Lendenwirbelsäule zu erkennen waren. Da der hier in Rede stehende Vorgang sich auf dem Gelände eines Krankenhauses zugetragen hatte und Herr Schulz Patient dieses Krankenhauses war, war der Rückgriff auf die Krankengeschichte und hier der alten Röntgenbilder leicht.

Solche Befunde sind in der Rechtsmedizin »Glückstreffer«. Natürlich lassen Röntgenbilder auch immer Aussagen zu über

Identifizierung über Verschraubungen an der Wirbelsäule.

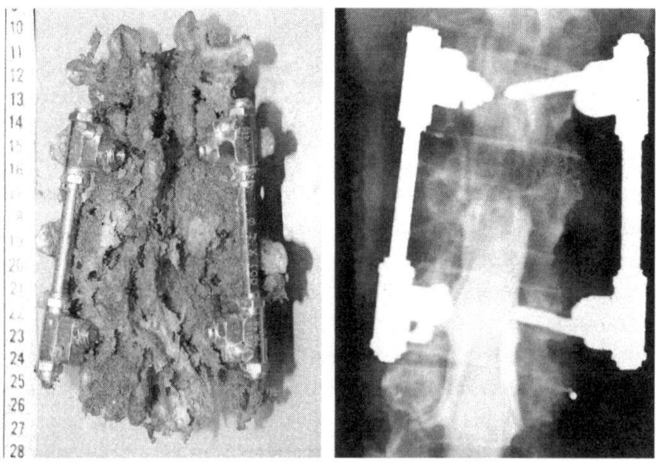

eventuell inkorporierte Fremdkörper, die möglicherweise todesursächlich waren – Geschosse, Geschossteile oder aber abgebrochene Messerspitzen. Oder es lassen sich Gebisse darstellen (Identifizierung über den Zahnstatus), ebenso wie alte verheilte Knochenbrüche. In diesem Zusammenhang fällt mir die Identifizierung zweier junger Mädchen aus Norwegen ein, die sich hier in Berlin als Touristen aufhielten und im Grunewald, man muss schon sagen auf bestialische Weise, getötet worden sind. Damals gelang es unter anderem über die Zahnbehandlungsspuren, die uns über Interpol übermittelt worden sind, beide Leichen zu identifizieren.

In einem anderen Fall erfolgte die Identifizierung eines Brandtorsos, aufgefunden auf einer Müllkippe, über eine alte verheilte Rippenfraktur. Aber auch die Konfiguration der Stirnhöhlen kann im Röntgenbildvergleich helfen, da die Pneumatisation der Stirnbeine bei den Menschen sehr unterschiedlich ist. In den Lehrbüchern der Rechtsmedizin nimmt die Identifizierung stets einen größeren Raum ein. Mit der DNA-Untersuchung bzw. der PCR-Technik haben wir heute sehr viel bessere Möglichkeiten als früher, so, wenn brauchbares Vergleichsmaterial vorliegt (Zahnbürste, getragene Unterwäsche) bzw. über Familienuntersuchungen. Bei einem Hotelbrand am Kurfürstendamm 1990 konnte auf diese Weise die letzte bei den Aufräumarbeiten gefundene Leiche (Brandtorso) sicher identifiziert werden, ein besonderer Erfolg im neu aufgebauten DNA-Labor. Und auch bei fortgeschrittener Fäulnis können heutzutage die Leichen über den genetischen Fingerprint zumeist noch sicher zugeordnet werden – dies gilt auch für Leichenteile bzw. Skelettreste. Besonders in den Sommermonaten haben wir es im Landesinstitut für gerichtliche und soziale Medizin sehr häufig mit fäulnisveränderten Leichen zu tun.

In einer Großstadt wie Berlin mit vielen Single-Haushalten und wenig zwischenmenschlichen Kontakten werden Leichen mitunter deshalb gefunden, weil es »bestialisch« aus den

Wohnungen riecht, weil die Fliegenmaden aus dem Briefschlitz herauskriechen oder weil der Postkasten vor Zeitungen und Briefen überquillt. Früher fiel vielleicht auf, dass die Mietzahlungen nicht mehr eingingen. Heute, im Rahmen der bargeldlosen Abwicklung, wird die Miete per Dauerauftrag überwiesen – auch wenn der Wohnungsinhaber schon seit Monaten tot im Bett oder auf dem Fußboden liegt. In Abrisshäusern, bei Wohnungsauflösungen oder Entrümpelungen der Dachgeschosse, in Kellerverschlägen – überall werden immer wieder Leichen entdeckt, Menschen, die durch das soziale Netz gefallen sind. Einem Rechtsmediziner ist in dieser Hinsicht, zumindest wenn man auf solch ein langes Berufsleben zurückblickt wie ich, nichts mehr fremd ist.

Die Toten vom Strausberger Platz

In vorangegangenen Episoden berichtete ich unter anderem von zum Teil völlig skelettierten Leichen und der Schwierigkeit, in diesen Fällen Todesursache oder Zeitpunkt des Todes festzustellen. Ebenso erörterte ich dabei das grundlegende Problem, dann die Identität der Toten zu ermitteln. Noch schwieriger werden diese Untersuchungen, wenn dem Obduzenten nur Knochen oder Knochenfragmente vorliegen.

Fast täglich werden in Berlin Knochen gefunden bzw. auf den vielen Baustellen zutage gefördert. So auch während der Arbeiten am Potsdamer Platz auf Europas größter Baustelle. Dort wurden Skelettteile entdeckt, die auf Grund weiterer Funde aus dem direkten Umfeld (Munitions- und Waffenreste) als die von Soldaten des Zweiten Weltkrieges identifiziert worden sind. Mit Hilfe von vollständig erhaltenen Erkennungsmarken konnten sogar von zwei Soldaten Angehörige benachrichtigt werden.

Die Untersuchung von Knochen gehört zu den originären Aufgaben eines Rechtsmediziners, und so muss auch derjenige, der den Facharzt für Rechtsmedizin erwerben will, in seiner Weiterbildungszeit eine Reihe von so genannten osteologischen[1] Gutachten erstellen. Dies ist hier in Berlin im Hinblick auf die vielen Knochenfunde kein Problem. An anderen Orten kann das schon schwieriger sein. Zunächst geht es bei derartigen Begutachtungen um die Frage, ob es sich überhaupt um menschliche Knochen handelt. Danach sollte das Individualalter, das Geschlecht, die Körpergröße, besondere Merkmale und die Liegezeit bestimmt werden. Hinsichtlich des Individualalters kann es durchaus Probleme geben, weil das chronologische Alter und das biologische Alter nicht immer übereinstimmen. Wenn lange Röhrenknochen vorliegen, dann wird man vor allem sein Augenmerk auf die Wachstumsfugen richten. Wichtige Hinweise bekommt man auch vom Verknöcherungsgrad der Schädelnähte. Es ist allerdings zu bedenken, dass die Fusion von Epi- und Diaphyse beim weiblichen Geschlecht etwas früher erfolgt, das Verschwinden der Schädelnähte dagegen etwas später. Insgesamt setzt die Begutachtung schon viel Erfahrung voraus. Das Geschlecht ist am Schädel, aber auch am Becken relativ gut auszumachen, die Körpergröße ist mittels der langen Röhrenknochen zu bestimmen, wobei es gilt, dass je mehr Knochen vorliegen, umso bessere Ergebnisse erzielt werden (z. B. Knochen des Ober- und Unterschenkels). Die Liegezeit ist mitunter nur schwer einzuschätzen. Die Bestimmung des Fettgehaltes ist eine Methode neben anderen. Auch wenn man schon lange im Fach tätig ist, wird man bei bestimmten Fragestellungen immer noch auf die entsprechenden Lehrbücher zurückgreifen.

Die Polizei und die Staatsanwaltschaft sind natürlich daran interessiert, ob es sich um einen Fall handelt, in dem Ermittlungen aufgenommen werden müssen. Nicht selten werden uns Knochenfunde gebracht, bei denen es sich um »Abfälle« nach privaten Schlachtungen bzw. Hausschlachtungen handelt. Ein Knochenfund kann aber auch die erste Spur eines Kapitaldelikts sein. Sägespuren könnten für eine defensive Leichenzerstückelung sprechen, Brandspuren weisen eventuell darauf hin, dass versucht worden ist, nach dem Tötungsdelikt die Leiche durch Verbrennen zu beseitigen. Das gelingt meist auch dann nicht, wenn die Leiche vorher zerstückelt worden ist. Temperaturen wie im Krematorium werden nämlich gar nicht erreicht, auch nicht nach Übergießen mit einer brennbaren Flüssigkeit. Und auch bei der professionellen Leichenverbrennung bleiben in der Regel Reste in der Knochenasche übrig, die einzelnen Knochen zuzuordnen sind, so beispielsweise Teile des

Knochenfund am Strausberger Platz.

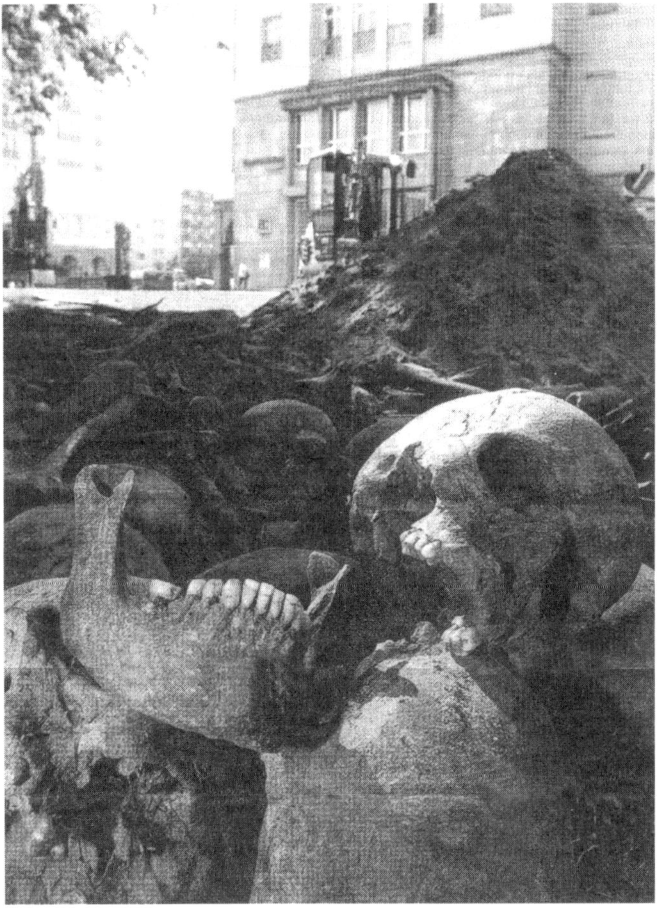

Oberschenkelkopfes. Bevor der Sarg in das Krematorium »eingefahren« wird, wird der Sargdeckel etwas zur Seite geschoben, damit das Fäulnisgas entweichen kann, anderenfalls könnte es zu einer Verpuffung und zu einer Beschädigung des Ofens kommen. Wenn man den Verbrennungsvorgang über einen längeren Zeitraum beobachtet, dann sieht man auch, dass sich die Gliedmaßen bewegen. Dies führt natürlich regelmäßig dazu, dass die Studenten mit denen wir das Krematorium im Rahmen von Exkursionen besuchen, erschrecken. Es handelt sich aber um so genannte postmortale Erscheinungen, ausgelöst durch die Hitzeschrumpfung der Muskulatur (erhitztes Eiweiß zieht sich zusammen). Dies führt auch bei Brandleichen zu der typischen Fechter- oder Boxerstellung (Beugekontrakturen im Bereich der Gliedmaßen).

Im September 2002 wurden uns insgesamt fünf Säcke mit Knochen und Knochenfragmenten ins Leichenschauhaus angeliefert – alle ausgegraben bei Arbeiten an einer Gasleitung

Schädelknochen und lange Röhrenknochen gesondert ausgelegt.

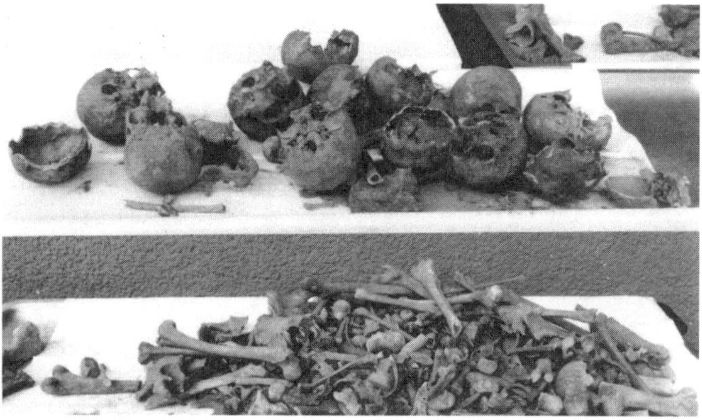

in 1,60 Meter Tiefe am Strausberger Platz. Sollte hier ein Mord aufgedeckt werden können, der schon lange Zeit her ist? Neben den Knochen menschlicher Herkunft konnten auch Tierknochen verschiedener Haustierrassen festgestellt werden.

Die Bruchkanten an den Knochen erschienen zum Teil »wie frisch« (Bergungsverletzungen). Zwei Gesichtsschädelfragmente stammten offenbar von Kindern. Das eine Kind dürfte zwischen drei und fünf Jahre, das andere zwischen sieben und neun Jahre alt geworden sein. Unter den 17 sicher voneinander abgrenzbaren Schädeln befanden sich mindestens fünf Frauen und mindestens sechs Männer. Nach der Beschaffenheit der Gelenkflächen waren einige Individuen in fortgeschrittenem Lebensalter. Zwei Männer dürften eher jünger gewesen sein. Die vorhandenen Zähne zeigten keinerlei Behandlungsspuren oder Füllungen. Die jeweilige Todesursache blieb offen. Hinweise für Gewalteinwirkung zu Lebzeiten waren nicht zu gewinnen. Mehr als 500 Knochenteile wurden ausgegraben, doch nichts wies auf die Todeszeit hin. Auch wir Spezialisten stehen manchmal eben vor einem Rätsel. Damals

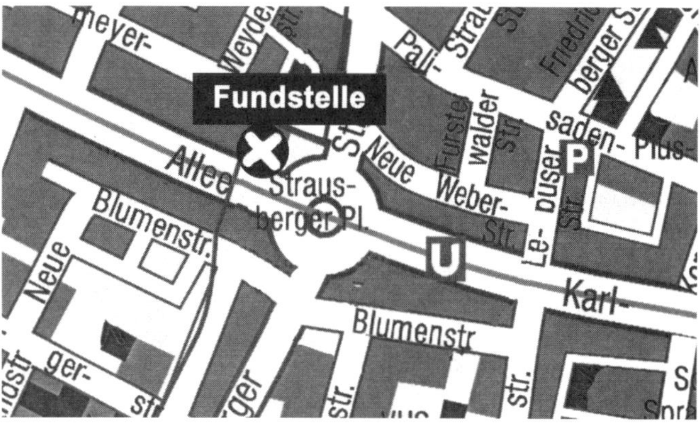

sind wir mit unseren Untersuchungen wegen der Vielzahl der Knochen auf den Innenhof des Leichenschauhauses ausgewichen. Beim Sichten und Zusammensetzen der Skelette kam ich mir manchmal vor, wie beim Puzzlespiel mit meinen Enkelkindern.

Die Knochen stammten nicht aus der Zeit des Zweiten Weltkrieges. Dafür sprach das Fehlen von Leder- oder Metallteilen. Auch Zahnfüllungen waren nicht zu finden - solche werden erst ab dem ausgehenden 19. Jahrhundert in Europa routinemäßig vorgenommen.

Wir (Prof. Volkmar Schneider / Dr. Wol-Gunter Troike) gelangten schließlich zu der Einschätzung, dass die Knochen mindestens 100 bis 150 Jahre alt waren. Handelte es sich bei der Fundstelle vielleicht um einen Ort, an dem früher Friedhofsaushub deponiert worden ist?

Des Rätsels Lösung? Schlussendlich gab es zwei Erklärungsvarianten: Senatssprecherin Petra Reetz äußerte die Vermutung, dass die Knochen von einem Friedhof stammen könnten, der um 1750 vor den Toren der Stadt Berlin angelegt worden war. Die Leiterin des Heimatmuseums Friedrichshain, Frau Heike Naumann, gab zu bedenken, dass Anfang des 18. Jahrhunderts am Fundort aber auch eine Hinrichtungsstelle gewesen sein soll.[2] Nähere Forschungen oder weitere Ausgrabungen wurden in dieser Sache nicht angestellt.

Fälle dieser Art machen deutlich, wie hochinteressant die Arbeit der Rechtsmediziner auch im Hinblick auf die historische Forschung sein kann.

Während dieses Kapitel zu Papier gebracht wird, gedenken wir dem 60-jährigen Ende des Zweiten Weltkrieges. Viele Beiträge in den Medien, Bücher und Ausstellungen widmen sich diesem Thema. Gezeigt werden dort auch »militärische Fundstücke«. Eine ganz ähnliche Sammlung können auch wir in unseren Vitrinen im Berliner Leichenschauhaus präsentieren, so Stahlhelme der Deutschen Wehrmacht, aber auch Essbestecke, Uhren und sonstige persönliche Gegenstände. Einmal fand sich unter den verschiedenen Knochen auch eine Weinflasche. Der Phantasie sind keine Grenzen gesetzt – man könnte sich zu jedem Gegenstand eine Geschichte denken.

An einen Knochenfund ganz besonderer Art erinnere ich mich noch sehr genau. Man fand damals bei einer Hausdurchsuchung eingenäht in einem Sitzkissen die Knochenasche eines Menschen. Sie stammte aus einer beigesetzten Urne. Der Besitzer des Sitzkissen wollte seiner Mutter ganz besonders nah sein. Er hatte zu diesem Zweck die Urne in der Nacht ausgegraben und den Inhalt in einer Plastiktüte nach Hause getragen. Strafrechtlich kam als Delikt »Störung der Totenruhe« in Betracht.

Er bezahlte mit seinem Leben – Der Tod des SEK-Beamten Roland Krüger

Der 23. April 2003 hat sich in das Gedächtnis vieler Polizisten und besonders in das der SEK-Beamten im Team von Roland Krüger eingegraben. Gegen 16.30 Uhr an diesem Tag drang das SEK-Team in die Wohnung des Libanesen Yassin Ali K. ein. Gegen ihn lag ein Haftbefehl vor. Plötzlich, so einer der Beamten in einem Interview[1], fielen Schüsse und »Roland ging zu Boden«. Nach Überwältigung des Schützen zog man, so wird im Interview weiter berichtet, Roland Krüger die Maske vom Gesicht, die SEK-Leute immer bei Einsätzen tragen – er atmete nicht mehr.

Drei Tage überlebt der 37 Jahre alt gewordene Polizeibeamte einen Kopf- und Halsdurchschuss mit Verletzung des Halsmarks, bevor er seinen Verletzungen erlag. Die Obduktion fand am 28. April 2003 im Institut für Rechtsmedizin der Charité – Campus Benjamin Franklin statt (Prof. Volkmar Schneider / Prof. Helmut Maxeiner). Die Einschusswunde war an der linken Wange ohne Nahschusszeichen. Der Schusskanal verlief nach rechts hinten durch die obere Halswirbelsäule zu einem Ausschuss an der rechten Nackenhaargrenze. Dabei fanden sich Verletzungen im Hirnstamm und im oberen Halsmark. Wird man in diesen Regionen getroffen, führt das unweigerlich zum Tode. Dabei kann das Herz noch weiter schlagen, die Atmung kann unterstützt aufrecht erhalten werden. Je nach Überlebenszeit kann es in Fällen dieser Art dann noch zu entzündlichen Veränderungen, insbesondere an der Lunge, kommen. Die Todesfeststellung erfolgt letztlich über die Feststellung des Hirntodes.

Die Schwurgerichtsanklage gegen den 1969 in Beirut geborenen Yassin Ali K. – die Anklage erfolgte unter anderem wegen Totschlags – stammt vom 6. August 2003: »Er wird angeklagt, einen Menschen getötet zu haben, ohne Mörder zu sein.« Diese Aussage verblüffte – war doch laut Tathergang und erfolgter Obduktion offensichtlich klar, das Yassin Ali K. auf Roland Krüger schoss und ihn damit tötete. Wie kann er in diesem Fall nicht der Mörder sein? Um diese Frage zu beantworten, muss man einen kurzen Blick auf die Vorgeschichte des 34-Jährigen werfen. Yassin ist Mitglied einer libanesischen Großfamilie mit mehr als hundert Angehörigen. Der Vater von drei Kindern arbeitete als Sicherheitschef in der Diskothek »Jungle« in Berlin. Dort gab es Ärger mit Mitgliedern einer anderen libanesischen Großfamilie, die zwar von Sozialhilfe lebt, aber, laut »Berliner Zeitung«[2], unter anderem mehrere Diskotheken kontrolliert. Dabei wurde ein Mitglied der Familie al-Z. verletzt. Yassin nahm einem anderen die Pistole ab und hörte daraufhin angeblich die Drohung »Du bist tot«[3]. Ab diesem Zeitpunkt lebte er, so berichtete auch der Verteidiger Yassins, Hans-Theodor Schmitt, in Angst. Und Angst hatte er auch, als die Beamten die Wohnung stürmten.

In der oben zitierten Schwurgerichtsanklage geht der Wortlaut wie folgt weiter: »Am 23. April 2003 gegen 16.30 Uhr drangen Polizeibeamte des SEK Berlin zur Vollstreckung eines gegen den Angeschuldigten vorliegenden Haftbefehls wegen Verdachts des gemeinschaftlichen versuchten Mordes sowie des Verdachts der gefährlichen Körperverletzung gewaltsam in die Wohnung der Eltern des Angeschuldigten ein. Hierbei gaben sie sich – auch für den Angeschuldigten deutlich wahrnehmbar – laut und vernehmlich durch Rufe ›Polizei, Polizei‹ als Polizeibeamte zu erkennen.« Doch genau diese Rufe will der Angeklagte nicht gehört haben, ebenso wie er das Wort »Polizei« auf den Schutzschildern, die die Beamten trugen, allen voran Roland Krüger, nicht gelesen haben will. Er vermutete wohl einen Überfall der verfeindeten Familie. »›Die Kinder schrien, der Fernseher lief, alles redete. Da gab es einen Knall, das hörte sich an wie eine Pumpgun. In der Tür war ein Loch.‹ Er sei um den Tisch gegangen, erzählt der Angeklagte. ›Alle haben vor Panik geschrien.‹ Die Pistole in der rechten Hand, habe er in den Flur gefeuert, dabei sein Gesicht weggedreht.«[4]

Der Verteidiger Yassins plädierte in diesem Fall auf Putativ-Notwehr (vermeintliche Notwehr) und will einen Freispruch vom Vorwurf des Todschlages beantragen.

Als Obduzent und damit medizinischer Sachverständiger wurde ich für den 10. Oktober 2003 in den Saal 700 des Berliner Kriminalgerichts geladen. Auf diesen besonderen Saal des Gerichts ist ja schon in anderen Kapiteln hingewiesen worden. Begreiflicherweise ging es in meiner Anhörung zu den Abläufen im Rahmen des gesamten Tatgeschehens weniger um die tödlichen Verletzungen. Diese ließen keinen Raum für irgendwelche Diskussionen, auch wurde natürlich die Kausalität von niemandem bestritten. Letzteres kann bei länger überlebten Schussverletzungen durchaus aber einmal der Fall sein. In der Hauptverhandlung wurde ich in erster Linie nach der Position des Opfers und der des Schützen gefragt. Es geht in Fällen dieser Art ja immer um die Frage, ob die Aussagen des Angeklagten mit den objektiven Befunden, wie sie später im Sektionssaal erhoben worden sind, in Einklang gebracht werden können. Letztlich ging es um die Frage, ob es sich hier um »ungezielte« Schüsse gehandelt hat bzw. ob eine wie auch immer geartete Notwehrsituation vorgelegen haben könnte. Dies konnte ich anhand der erhobenen Befunde verneinen.

Während des Prozesses wurde auch geklärt, ob der SEK-Einsatz fehlerlos verlaufen sei. So wurde zum Beispiel krititsiert, dass die Beamten zwei Schläge brauchten, um die Tür zu öffnen. Eventuell sei dadurch der Überraschungseffekt verloren gegangen und die Beamten einer höheren Gefahr ausgesetzt gewesen[5]. Auch will eine Sozialarbeiterin, die sich in der Wohnung aufhielt, die lauten Rufe der Polizei nicht gehört haben, im Gegensatz zu den Nachbarn, die sehr wohl das Geschrei vernahmen[6]. Letztendlich fanden sich aber keine Anhaltspunkte für ein Fehlverhalten des SEK-Teams. Ob bei höher gehaltenem Schutzschild der SEK-Beamte möglicherweise nicht tödlich getroffen worden wäre, ist eine hypothetische Frage. Der Angeklagte Yassin Ali K. ist wegen Mordes in Tateinheit mit gefährlicher Körperverletzung in weiterer Tateinheit mit unerlaubtem Besitz einer halbautomatischen Kurz-Schusswaffe zu lebenslanger Freiheitsstrafe verurteilt worden. Die Erklärungen des Angeklagten, so der Richter, seien ein nicht sehr geschicktes Lügenkonzept[7]. Yassin wollte lediglich seine Festnahme verhindern, so Richter Jordan weiter. Für die erwähnte Sozialarbeiterin hatte das Gericht nur mitleidige Worte, sie sei eine bedauernswerte Person, war zu lesen[8].

Unlängst erschien in einer Berliner Tageszeitung[9] in Erinnerung an den erschossenen Berliner Polizeibeamten eine Anzeige: »Im Gedenken an Roland Krüger, den Berliner SEK-Beamten, der am 23.04.2003 bei einem Festnahmeversuch von dem Straftäter direkt erschossen wurde […] Lothar Ebert,

Todesschuss

»Von den besten sterben viele,
dem Gesetze Untertan«

Im Gedenken an **Roland Krüger** dem **Berliner SEK-Beamten**, der am 23.4.2003 bei einem Festnahmeversuch von dem Straftäter direkt erschossen wurde.

Ich blicke zurück auf gemeinsame Einsätze und erinnere daran, dass jeder Polizeibeamte mehr denn je ähnlichen Situationen ausgesetzt und weiter bereit ist, Gesundheit und Leben einzusetzen.

Lothar Ebert
Sicherheitsberater (SBS) und ehem. Leiter des SEK Berlin

Sicherheitsberater (SBS) und ehemaliger Leiter der SEK Berlin« (siehe Abbildung). Der Vorfall erregte in Berlin großes Aufsehen – die Anteilnahme der Berliner Polizei, aber auch der Bevölkerung insgesamt war sehr groß. Bemängelt wurde allerdings, dass bei der Trauerfeier der Regierende Bürgermeister nicht persönlich anwesend war. In Fällen dieser Art wird, wie ich denke, jedermann bewusst, welches Berufsrisiko unsere Polizisten täglich eingehen, insbesondere die, die bei solchen Einsätzen, wie hier beschrieben, tätig sind. Die Bereitschaft, ihre Gesundheit aufs Spiel zu setzen, wenn es um den Rechtsfrieden in unserem Lande geht, steht oft im Widerspruch zum Ansehen, das die Polizei in unserem Lande mitunter hat. Es muss ja nicht gleich ein tödlicher Schuss fallen. Ein Schlag mit der Eisenstange oder ein Wurf mit einem Pflasterstein können ja ebenfalls zu ganz erheblichen Verletzungen führen. Denken wir nur an die Mai-Demonstrationen in Berlin. Obwohl die letzte dieser Demonstrationen, am 1. Mai 2005, eine deutliche Entschärfung der Situation erkennen ließ, meinen manche, dass dies eine trügerische Hoffnung sei. Der »soziale Sprengstoff« innerhalb der Bevölkerung wird wahrscheinlich in Zukunft eher noch zunehmen, und damit auch die Bereitschaft zur Gewalt. Hier gegenzusteuern ist jeder von uns aufgerufen, insbesondere natürlich diejenigen, die in unserem Land politische Verantwortung tragen.

Der Sprung in den Tod

Hat er wirklich noch gerufen: »Cemal, tu es nicht«? In einigen Zeitungen stand es damals so, aber der angebliche Rufer, Wolfgang Wieland, möchte sich dafür nicht verbürgen. An alles andere erinnert sich der innenpolitische Sprecher der Berliner Grünen und ehemalige Justizsenator nur zu gut: »Er saß zwischen dem Dolmetscher und mir. Plötzlich sprang er auf, rannte zur Fensterbank und zögerte keine Sekunde – es geschah in einer einzigen Bewegung« – so nachzulesen im Berliner »Tagesspiegel« vom 30. August 2003.

Die Rede ist von dem ersten politische Flüchtling, der sich aus Furcht vor seiner eventuellen Auslieferung am 30. August 1983 das Leben nahm – Cemal Altun sprang aus dem sechsten Stock des Verwaltungsgerichtes Berlin. Dort weilte er an diesem Tag mit seinem Anwalt, dem oben zitierten Wolfgang Wieland. Doch was trieb Cemal Altun zu dieser Verzweiflungstat?

Altun war Angehöriger der demokratischen Opposition in der Türkei – dem Land, das er 1981 hatte verlassen müssen, weil er von der Militärjunta verfolgt worden war. Er floh in die Bundesrepublik Deutschland, um sich in Sicherheit zu bringen und kämpfte dort um politisches Asyl. Den deutschen Behörden, die seinen Asylantrag bearbeiteten, teilte er mit, dass man ihn fälschlicherweise beschuldige, an der Ermordung eines türkischen Ministers beteiligt gewesen zu sein. Er beteuerte, nichts mit der Tat zu tun gehabt zu haben. Die deutschen Behörden fragten in Ankara nach, ob etwas gegen Altun vorliege und verrieten den Militärs dadurch, wo sich der junge Mann aufhielt. Die Türkei stellte ein Auslieferungsgesuch,

Altun wurde in Auslieferungshaft genommen. Als er schließlich als politisch verfolgt anerkannt worden war, klagte der Bundesbeauftragte für Asyl-Angelegenheiten des Innenministers Friedrich Zimmermann (CSU) gegen die Anerkennung. Sowohl Zimmermann als auch dem damaligen Justizminister Hans A. Engelhard (FDP) lag an einer guten polizeilichen Zusammenarbeit mit der Türkei. Dass auch der spätere Außenminister Klaus Kinkel (FDP), damals Staatssekretär im Justizministerium, den harten Kurs unterstützte, kann Wolfgang Wieland nicht bestätigen: »Unter der Hand hatte mir Kinkel zugesagt, dass Cemal nicht ausgeliefert werden würde. Mir war klar, dass die Regierung das nicht wagen konnte, denn der Fall löste eine europaweite Welle der Solidarität mit Altun aus.«[1]

Wieland hatte seinem Mandanten auch immer wieder zugesichert, dass keine Auslieferung drohe. Aber, so Wieland weiter, »Cemal saß 13 Monate unter verschärften Bedingungen in Moabit. Im März 1983 hatten sie ihn mit den Worten ›Jetzt geht´s Richtung Türkei‹ aus der Zelle geholt und zum Flughafen gefahren. In letzter Minute konnte ich das stoppen. Cemal hat einfach nicht mehr an einen guten Ausgang geglaubt. Und ich glaubte nicht, dass er sich etwas antun würde, solange keine Auslieferung anstand. Ich habe mich geirrt.«

»Tatort« war damals das Berliner Verwaltungsgericht in der Hardenbergstraße. Ich erinnere mich noch genau, wie ich als Gerichtsmediziner gerufen wurde. Die Inaugenscheinnahme der Leiche erfolgte im Notarztwagen »vor Ort«. Es ist ungewöhnlich, die Leiche in einem Notarztwagen zu begutachten. Hier war es aber so, dass die äußere Leichenschau in aller Öffentlichkeit stattgefunden hätte, denn der Ort des Geschehens war von allen Seiten gut einsehbar. Zu einer ordnungsgemäßen äußeren Leichenschau gehört, und hier wird deutlich, warum man die öffentliche Untersuchung möglichst vermeidet, dass man die Leiche entkleidet und sie sich von allen Seiten sorgfältig ansieht. Ebenso macht man sich ein Bild von den Körperöffnungen. Ich erinnere mich hier in diesem Zusammenhang an einen Fall, in dem der Leichenschauarzt einen Fremdkörper in der Mundhöhle nicht wahrgenommen hatte, obwohl dieser die Mundhöhle völlig ausfüllte. Letztlich war dies auch die Todesursache. Besser ist es, wenn es die Umstände erfordern, dass die sorgfältige Leichenschau dann an einem anderen Ort bei guter Beleuchtung durchgeführt wird, so im Leichenschauhaus hier in Berlin oder aber gleich im Sektionssaal.

Die gerichtliche Leichenöffnung wurde dann von mir und Frau Dr. Ingeborg Klöppel noch am gleichen Tage im Landesinstitut für gerichtliche und soziale Medizin durchgeführt. Todesursächlich waren schwerste Verletzungen. Der Tod war insbesondere durch eine massive Blutung nach innen, durch einen Einriss der Körperschlagader (Aorta), eingetreten. Das Verletzungsbild sprach dafür, dass der 23 Jahre alte Cemal Altun mit der linken Beckengegend aufgeschlagen ist. Ärztliche Hilfe konnte bei den multiplen schweren Verletzungen begreiflicherweise nichts mehr ausrichten.

Mit Stürzen aus großer Höhe haben wir es in der Rechtsmedizin insbesondere in einer Großstadt wie Berlin häufig zu tun. Es stellt sich dann immer die Frage: Handelt es sich um einen Sprung aus der Höhe in suizidaler Absicht oder lag möglicherweise ein Tötungsdelikt vor.

Über den Sturz aus der Höhe wird, in Einzelfalldarstellungen, aber auch in Übersichtsarbeiten, in der gerichtsmedizinischen Fachliteratur immer wieder berichtet[2]. Die Tötung durch Hinausstoßen einer erwachsenen Person aus einer Fensteröffnung ist selten. Häufiger werden Kinder das Opfer eines aktiven Hinauswerfens, wobei die relativ weit von der Senkrechten entfernte Auftreffstelle ein außerordentlich wichtiges Indiz und unter Umständen der einzige Anhaltspunkt für das fremde Verschulden ist, so meine frühere Mitarbeiterin Dr. Maike

Smerling. Es ist jedoch eine altbekannte Tatsache, dass allein der Sektionsbefund bzw. das Verletzungsmuster bei einer Person (Überlebender oder Leichnam) keine ausreichende Grundlage zur Rekonstruktion des zugrunde liegenden Geschehens ist. Dies gilt in besonderem Maße für die Fragestellung Sturz oder Sprung aus der Höhe. Der Ablauf des Sturzgeschehens ist so variabel und unkalkulierbar, die traumatisierende mechanische Gewalteinwirkung so intensiv und im Einzelnen unvorhersehbar, dass das »Endergebnis« eines unfallmäßigen Absturzes bzw. eines suizidalen Sprungs oder eines gewaltsam Hinausstürzens/-werfens nicht differenziert werden kann. Die zusätzliche Gewalteinwirkung durch Stoßen/Schubsen/Werfen bzw. entsprechendes Anpacken des Körpers ist kaum jemals abgrenzbar (da vergleichsweise gering), so Prof. Klaus Püschel und Dr. Friedel Wischhusen, meine Kollegen aus Hamburg.

Gerade an ein oben erwähntes Unfallgeschehen sollte man immer denken, beispielsweise wenn sich jemand stark alkoholisiert zu weit aus dem Fenster lehnt. Auch sind mir mehrere Fälle in Erinnerung, in denen nach einem Tötungsdelikt in der Wohnung die Leiche zu einem späteren Zeitpunkt aus dem Fenster herausgeworfen worden ist.

Im vorliegenden Fall hatten die Untersuchungen auf Alkohol ein negatives Ergebnis, ebenso auch die weiteren chemisch-toxikologischen Untersuchungen, wobei natürlich ganz besonders auf Betäubungsmittel geachtet wird. Wir untersuchen bei Sturz aus der Höhe insbesondere auch auf LSD – deshalb, weil die Betroffenen, wenn sie unter dem Einfluss von Lysergsäurediethylamid (LSD) stehen, mitunter der Meinung sind, sie könnten fliegen.

Die schwierige Beurteilung der bei der Obduktion erhobenen Befunde resultiert unter anderem auch daraus, dass bei der Vielzahl und Schwere der Verletzungen oft solche, die zuvor möglicherweise durch die Einwirkung Dritter entstanden sind, überdeckt sein können, wie oben schon erwähnt.

Der Todestag von Cemal Altun bleibt auch 20 Jahre nach dem Geschehen unvergessen. So legte am 30. August 2003 Wolfgang Wieland einen Kranz am 1996 errichteten Mahnmal nieder. Es fanden Gedenkveranstaltungen statt und Flüchtlingsinitiativen riefen für diesen Tag in Erinnerung an Cemal Altun und den Tod anderer von Abschiebung bedrohter Flüchtlinge zu einem Aktionstag auf. Der 30. August 1983 gilt auch als Beginn der Kirchenasylbewegung.

Hierzu findet sich auch ein Hinweis in der Zeitschrift »Chrismon«[3], einem evangelischen Magazin: »Es war im Jahr 1983. Drei Palästinenserfamilien aus dem Libanon suchten in der Berliner evangelischen Heilig-Kreuz-Gemeinde um Asyl nach. Die Gemeinde half sofort. Denn ein Monat zuvor war Cemal Altun, kurdisch-türkischer Asylbewerber, aus Angst vor seiner Abschiebung aus dem Fenster eines Berliner Gerichtssaales in den Tod gesprungen. Die humanitäre Hilfe für die Palästinenser hatte Erfolg: Sie bewahrte die Betroffenen vor der Abschiebung in das vom Bürgerkrieg geschüttelte Land und führte zu einem generellen Abschiebestopp in den Libanon. Dieser Akt zivilen Ungehorsams gilt als Beginn der modernen kirchlichen Asylbewegung. Bis heute haben in fast 600 Fällen Kirchengemeinden Asyl gewährt. Sie versteckten Ausländer, die um Leben und Gesundheit bangen. Sie tun es öffentlich oder im Geheimen. Und sie berufen sich auf das Gebot: ›Wenn ein Fremdling bei euch wohnt, sollt ihr ihn nicht bedrücken‹ (3. Buch Mose, Kapitel 19, Vers 33).«

In letzter Zeit werden wir Rechtsmediziner immer auch bei anstehenden Abschiebungen gefragt, ob die Betreffenden möglicherweise früher in ihrem Heimatland gefoltert worden sind, so erst jüngst bezüglich eines Kurden, der angab, in der Türkei durch Schläge mit umwickelten Eisenstäben auf die Fußsohlen misshandelt worden zu sein. Bei besonderen Fragestellungen nehmen wir natürlich auch Kontakt zu unseren Kollegen auf, die sich hier in Berlin medizinisch um Folteropfer kümmern. Mir ist es immer ein Anliegen, auch Kollegen aus angrenzenden Fachbereichen zu konsultieren, besonders als Gastredner im Zuge der Vorlesungen für unsere Studenten.

Die Situation, in der wir uns als Gerichtsärzte bei der Begutachtung befinden, ist natürlich eine andere als die Situation der um ärztliche Hilfe angesprochenen Kollegen. Zwischen dem zu Begutachtenden und uns besteht kein Arzt-Patienten-Verhältnis im üblichen Sinne, was wir diesem natürlich auch zuvor erklären. Wir sind aufgerufen, objektive Befunde zu erheben, um dann, auf Grund dieser Befunde, zu den uns gestellten Fragen gutachterlich Stellung zu nehmen. Wir haben dabei keinen Behandlungsauftrag, wobei ich aber durchaus einräumen möchte, dass wir bei unserer Tätigkeit natürlich auch ärztlich denken, zumindest kann ich dies für mich sagen. Dazu zwei Beispiele: Wenn ich einen Menschen zur Untersuchung habe, der bis zur Bewusstlosigkeit gewürgt worden ist, dann veranlasse ich, dass er auch nach der Begutachtung bei uns von einem Hals-Nasen-Ohrenarzt untersucht wird, aus der Erfahrung heraus, dass sich im Kehlkopfbereich Nachblutungen ergeben können, die schlimmstenfalls dazu führen, dass der Betreffende zu einem späteren Zeitpunkt nicht nur erhebliche Atemnot bekommen, sondern auch sterben kann. Oder wenn ich eine Frau nach einem Notzuchtsdelikt zu untersuchen habe, dann rege ich immer an, dass klinischerseits ein Schwangerschaftstest durchgeführt wird und dass auch bakteriologische und serologische Tests durchgeführt werden sollen - einmal im Hinblick auf Infektionen im Genitalbereich, dann aber auch im Hinblick auf eine mögliche spätere AIDS-Erkrankung.

Wenn ich diesen Fall in die vorliegende Fallsammlung mit aufgenommen habe, dann auch deswegen, um diesem Menschen, dessen Leiche wir zu untersuchen hatten, ein »Denk-Mal« zu setzen. Ich selbst werde mich immer an dieses schreckliche Ereignis erinnern, aber auch die nächstfolgende Generation sollte sich der Existenz solcher Verzweiflungstaten bewusst sein – vielleicht um in Zukunft noch mehr für Demokratie und Menschenrechte einzutreten, um anzugehen gegen offenen und institutionellen Rassismus. Hätte man im vorliegenden Fall an die Möglichkeit gedacht, dass sich der junge Türke aus Verzweiflung aus dem Fenster des Gerichtsgebäudes stürzen könnte, hätte man möglicherweise entsprechende Vorkehrungen getroffen, um dies zu verhindern. So hätte er heute vielleicht noch unter uns leben können.

Es geht mir hier nicht um Schuld im moralischen oder strafrechtlichen Sinne, aber um Verantwortlichkeiten, um mehr Sensibilität im Umgang miteinander. Und wenn so unterschiedliche Kulturkreise auf engem Raum aufeinanderstoßen, wie hier in Berlin, dann gilt dies umso mehr. Wichtig erscheint mir, noch mehr als bisher, auch bei unseren Kindern, ein Problembewusstsein zu fördern. Das Vorausdenken, eine Eigenschaft, die man, wie ich finde, hervorragend beim Schachspielen pflegen kann, muss trainiert werden. Schachspielen ist vielleicht auch eine Methode, die man in Schulen anwenden sollte, um die Schüler zum Denken anzuregen.

Die verdrängte Schwangerschaft

Immer wieder erreichen uns Nachrichten von Müttern, die das tun, was vielen als das grausamste Verbrechen, was überhaupt möglich ist, erscheint – sie töten ihre eigenen Kinder. Im schon beschriebenen Fall Alisan-Turan ließ die Mutter ihr zwei Jahre altes Kind qualvoll verdursten. Doch auch Neugeborene werden von ihren Müttern umgebracht. Ich erinnere mich an einige Berliner Fälle in den letzten Jahren, in denen Mütter ihre Babys direkt nach der Geburt töteten. Meist hatten sie die Schwangerschaft verdrängt und auch vor der Umgebung verbergen können. Im Mai 2003 beispielsweise erdrosselte eine 23-Jährige in Müggelheim ihr Neugeborenes und versteckte die Leiche in einer Wandverkleidung hinter der Badewanne. Allein und ohne Hilfe hatte sie das Kind zur Welt gebracht. Ein Jahr zuvor tötete eine 15-Jährige ihren Säugling und warf ihn in den Müllschlucker des Wohnhauses. Im Jahr 2004 wurde in Neukölln ein toter Säugling gefunden. Die Mutter konnte bisher noch nicht ermittelt werden.[1]

Auch Bianca B. brachte im Juni 2002 ihre Tochter einen Tag nach der Geburt um – sie erstickte sie mit ihren eigenen Händen.

»Für die Geburt«, so die Anklageschrift, »hatte die Angeschuldigte keine Vorbereitung getroffen. Sie hatte auch keine Babykleidung besorgt. Am Tage der Geburt war sie noch bis 20.30 Uhr arbeiten. Gegen 23.30 Uhr wurde ihre Tochter geboren. Die Angeschuldigte saß dabei auf der geöffneten Toilette. Danach wickelte sie ihre schreiende Tochter in ein Handtuch, durchtrennte die Nabelschnur mit einer Nagelschere und spülte Nabelschnur und Nachgeburt in der Toilette herunter. In der Nacht schlief sie neben ihrer Tochter im Bett. Ihr ging durch den Kopf, dass sie endlich Arbeit gefunden hatte und nun nicht mehr von Sozialhilfe leben musste. Sie hatte große Angst, wegen des Kindes die Arbeit zu verlieren. Sie dachte außerdem an ihren Freund, der noch keine Kinder wollte. Bianca B. wusste nicht, was sie mit dem Kind machen, wie sie es versorgen sollte. Sie wusste auch nicht, wo sie es hätte hinbringen können. Als einziger Ausweg aus der Situation, als ›einzige Lösung, um es nicht mehr zu haben‹, fiel ihr ein, ihr Kind umzubringen. Am nächsten Morgen [...] entschloss sie sich, ihre Tochter zu töten, und legte ihr die Hand auf Nase und Mund, bis das Neugeborene erstickt war. In der Folge ließ sie den Säugling zunächst im Bett in einem Handtuch eingewickelt liegen und legte das Handtuch mit der Leiche später auf den Boden des Wohnzimmers. Entsprechend ihrer verschlossenen Art und ihrer Neigung, vor Schwierigkeiten davonzulaufen und diese zu verdrängen, zog sie unmittelbar nach der Tat zu ihrem Freund und suchte nur noch sporadisch ihre Wohnung auf.«

Erst zwei Jahre später, am 6. August 2004, wurde die Leiche zufällig von Handwerkern in der Wohnung gefunden. Bianca B. hatte ihre Miete weiter gezahlt, obwohl sie bei ihrem Freund lebte. Die Nachbarn hatten wohl nicht bemerkt, dass sie nur noch sehr selten in ihrer alten Wohnung war. Lediglich eine Beschwerde bei der Hausverwaltung über ständig offen stehende Fenster ging in den zwei Jahren ein. 2003 ließ die Verwaltung die Fenster schließen, so berichtete die »Berliner Zeitung« am 7. August 2004. Der tote Säugling fiel dabei nicht auf. Nach ihrer Verhaftung gestand Bianca B. ihre Tat sofort.

Die Obduktion (Prof. Volkmar Schneider / Dr. Sven Hartwig) erfolgte noch im alten Institutsgebäude in der Hannoverschen Straße. Die Beurteilung war natürlich im Hinblick auf die lange Liegezeit eingeschränkt. Der Todeszeitpunkt wurde in Übereinstimmung mit den Schilderungen der Angeklagten auf Juni 2002 festgelegt.

Uns Rechtsmedizinern werden in einem solchen Fall immer folgende Fragen gestellt: War das Kind bei der Geburt reif? Hat es während der Geburt bzw. nach der Geburt gelebt? Wenn ja, wie lange hat es gelebt? Was war die Todesursache? Als die wichtigsten Zeichen der Reife gelten unter anderem folgende Daten: Länge 48 bis 52 Zentimeter, Gewicht etwa 3 000 Gramm, Kopfumfang 34 bis 35 Zentimeter, Länge der Nabelschnur 50 Zentimeter, Gewicht der Nachgeburt (Plazenta) 500 Gramm. Ferner überragen bei reifgeborenen Kindern die Nägel die Fingerkuppen, die Zehennägel erreichen die Zehen, die Hoden sind deszendiert (abgesunken), die großen Schamlippen bedecken die kleinen, die so genannte Lanugobehaarung (Flaumhaare) ist weitgehend geschwunden.

Die Belüftung der Lungen ist ein wichtiger Hinweis, dass das Kind geatmet hat. Es wird aber auch Luft verschluckt. Man findet diese zunächst im Magen, dann in den verschiedenen Abschnitten des Dünn- und Dickdarms. Um Luft nachzuweisen, werden zuvor Röntgenaufnahmen gefertigt. Luftblasen stellen sich auf dem Röntgenbild als schwärzliche Flecken dar. Dies erklärt sich dadurch, dass in diesen Bereichen die Röntgenstrahlen kaum absorbiert werden und damit den Röntgenfilm stärker schwärzen. Im Gegensatz erscheinen beispielsweise Knochen im Röntgenbild hell.

Im Rahmen der Obduktion erfolgen dann die so genannten Schwimmproben (Lunge bzw. Lungenabschnitte, Magen- und Darmtrakt). Die Lungenschwimmprobe wurde 1681 zum ersten Mal in einem praktischen Fall durchgeführt. Zweckmäßigerweise präpariert man zunächst die Halsorgane, die Luftröhre wird unterbunden. Hals- und Brustorgane werden dann im Zusammenhang herausgenommen, wobei die Speiseröhre oberhalb des Zwerchfells ebenfalls unterbunden wird, und vorsichtig auf Wasser gelegt. Gut beatmete Lungen tragen ohne Weiteres Hals- und Brustorgane. Sinken die Organe unter, werden zuerst die Lungen abgetragen und einzeln auf das Wasser gelegt. Schließlich werden kleinere Teile der Lungen herausgeschnitten und geprüft. Zum Nachweis vorangegangener Atmung genügt die Schwimmfähigkeit von kleinen Teilen der Lungen.

Die Lungenschwimmprobe ist, wie schon oben erwähnt, eine sehr alte Methode, um nachzuweisen, dass ein Kind gelebt hat. Man muss allerdings wissen, dass Fäulnisgas eine positive Lungenschwimmprobe vortäuschen kann. Deshalb wird das beispielsweise aus dem Magen-Darm-Trakt gewonnene Gas im Labor im Hinblick darauf untersucht, ob es sich um atmosphärische Luft handelt oder aber um Fäulnisgas. In Fällen dieser Art wird man außerdem um eine histologische Aufarbeitung des Lungengewebes nicht herumkommen.

Im vorliegenden Fall konnten die genannten Proben natürlich keine Anwendung finden, da der Erhaltungszustand der Leiche dies nicht mehr zuließ.

Bianca B. verdrängte offenbar jeden Gedanken an ihr totes Kind, ebenso wie sie schon ihre Schwangerschaft ignoriert hatte.

»Ich habe alles verdrängt«[2], sagte sie vor Gericht immer wieder. Die junge Frau, die einmal Erzieherin werden wollte, wirkte emotionslos. Erklärungen für die Tat hatte sie nicht.

Der vom Gericht bestellte Gutachter beschrieb Bianca B. als einen Menschen mit oben genannten Eigenschaften – emotionslos, verschlossen. Sie sei »in sich gefangen«. Die Richter schlossen sich dieser Auffassung an. Gefangen in einer aus ihrer Sicht ausweglosen Situation habe sie ihr Kind direkt nach der Geburt getötet, hieß es im Urteil. Im Grunde sei sie eine in bürgerlichen Traditionen und im christlichen Glauben verhaftete Frau, die eigentlich gerne Kinder haben wollte. Auch wenn sie ihre Gefühle im Prozess nicht gezeigt habe, so sei sich Bianca B. ihrer Schuld doch bewusst[3]. Das Schweigen, das Wegsehen sei im Leben der Angeklagten ein ständig wiederkehrendes Verhaltensmuster gewesen, so weiter im Urteil formuliert.

Bianca B. wurde zu einer Haftstraße von drei Jahren und sechs Monaten verurteilt.

Dieser Fall, wie auch der des kleinen Alisan-Turan, zeigen, wie hilflos Kinder den Menschen ausgeliefert sein können, die eigentlich die erste Verantwortung gegenüber ihnen haben – ihren Müttern.

Die verdrängte Schwangerschaft ist ein Phänomen, das auch immer wieder wissenschaftlich bearbeitet wird, so unlängst von meinem früheren Mitarbeiter, Herrn Dr. Jens Wessel in seiner Habilitationsschrift. Die Frauen nehmen die bestehende Gravidität ihrer Schwangerschaft nicht wahr – gar nicht so selten wird sie erst durch die Geburt offenkundig. Es handelt sich um ein medizinisches Phänomen, das bei allen Beteiligten, auch Ärzten und Hebammen, immer wieder Erstaunen und Verwunderung hervorruft. Rechtsmedizinische Relevanz kommt den Fällen zu, die mit einer Tötung des Neugeborenen einhergehen. In der Literatur wird unterschieden zwischen einer Verdrängung und einer Verheimlichung der Schwangerschaft. Wie Bianca B. bereiten diese Mütter nichts für die anstehende Geburt vor, vertrauen sich niemandem an und verstecken ihren wachsenden Bauch.

Die Frage, ob durch die Einrichtung von so genannten Babyklappen Fälle dieser Art verhindert werden können, wird von den Sachkennern bzw. von denen, die sich für Sachkenner halten, sehr unterschiedlich beantwortet. Die einen meinen, man könnte dadurch Kindstötungen verhindern, die anderen widersprechen dieser Ansicht im Hinblick auf die Kriminalstatistik. In Berlin gab es sogar einen Fall, bei dem zunächst der Säugling getötet wurde und die Leiche dann in einer Babyklappe deponiert worden ist. Wie so oft bei strittigen Problemen können beide Seiten natürlich gute Argumente anführen. Ob die Babyklappen möglicherweise auch dazu führen können, dass sich die Mütter leichter von ihren Kindern in der vorgegebenen Anonymität trennen, als sie es sonst möglicherweise getan hätten, bleibt Spekulation. Damit verbunden sind natürlich auch juristische Probleme.

Viel wichtiger als die Einrichtung von Babyklappen wäre aus meiner Sicht die Schaffung von Verhältnissen, die junge Frauen gar nicht in eine solche Notlage geraten lassen. Dass wir in Zukunft immer häufiger mit genau diesen Notlagen zu rechnen haben werden, ist eine Erkenntnis, die von vielen geteilt wird.

Schlussbemerkungen

Fälle mit eindeutig politischem Hintergrund, darunter terroristische Anschläge, Morde und tragische Unfälle bilden den Inhalt dieses Bandes.

Die Bedrohung durch terroristische Anschläge ist nach dem 11. September 2001 auch in Deutschland, insbesondere in Berlin, sicherlich gewachsen. Sollte es zu einem Anschlag kommen, wären natürlich die Gerichtsmediziner in hohem Maße gefordert. Eine besondere Gefahr könnte von dem so genannten Bioterrorismus, zum Beispiel mit Hilfe von Milzbrandbakterien – ausgehen[1]. Zu diesen Thema, das ist kein Geheimnis, finden Fortbildungsveranstaltungen statt, in die Rechtsmediziner neben Ärzten anderer Fachrichtungen eingebunden sind, um beispielsweise bei einem Pockenalarm effektiv tätig werden zu können. Man kann nur hoffen, dass solch ein Alarm niemals ausgelöst werden muss. Aber es wäre unverantwortlicher Leichtsinn, wenn man meint, dass Terroristen zu so etwas nicht fähig wären, da sie sich selbst damit gefährden würden. Die vielfältigen Selbstmordanschläge sprechen eine ganz andere Sprache. Ich glaube, es ist richtig, wenn von politischer Seite gefordert wird, äußerst wachsam zu sein, ohne in Hysterie zu verfallen. Eine besondere Verantwortung kommt dabei mit Sicherheit den Medienvertretern zu.

In Berlin finden immer wieder Katastrophenübungen zu so genannten Großschadensereignissen statt, in die auch wir Rechtsmediziner eingebunden sind. Dabei werden zum Beispiel ein Flugzeugabsturz, ein Brand in einem U-Bahn-Schacht oder aber die Kollision eines Transportfahrzeuges mit giftigen Chemikalien simuliert. Diese Szenarien müssten wahrscheinlich in Zukunft durch solche, wie sie bei einem bioterroristischen Anschlag zu erwarten wären, ergänzt werden. Dabei würde sichtbar, dass die Berliner Rechtsmedizin zur Zeit nicht in der Lage wäre, die dann erforderlichen Obduktionen unter den entsprechenden Schutzmaßnahmen durchzuführen. Der derzeitige – offensichtlich politisch bzw. hochschulpolitisch gewollte – Abbau von rechtsmedizinischen Instituten steht den zu erwartenden Erfordernissen diametral entgegen, wobei man nicht einmal den »größten Gau« annehmen muss. Giftgasanschläge in Japan, aber auch in Europa, sollten uns zu denken geben. Mein japanischer Kollege und Freund, Prof. Nagano, berichtete vor kurzer Zeit sehr anschaulich, wie bei dem »Sarin-Anschlag« die Gerichtsmediziner gefordert waren[2].

Die gerichtsmedizinische Versorgung unseres Landes muss flächendeckend auf hohem Niveau gewährleistet sein. Das gilt für die Logistik, für das hochspezialisierte Personal und auch für die apparativen Einrichtungen. Eine Feuerwehr, die einen Großbrand in einem Chemiewerk bekämpfen soll, muss anders ausgerüstet sein als eine freiwillige Feuerwehr auf dem Lande, deren Aufgabe vordringlich darin besteht, eine in Brand geratene Scheune zu löschen.

Das Bundeskriminalamt und die Landeskriminalämter können auf die Mitwirkung der Rechtsmediziner wegen der Obduktionen und der Laboruntersuchungen im Zusammenhang mit der Leichenöffnung in einem Fall X keinesfalls verzichten. Dies gilt sowohl für die forensische Toxikologie als auch für die forensische Genetik (Spurenkunde). Die besten Ergebnisse wird man dort erwarten können, wo es ein faires Miteinander, ein Geben und Nehmen gibt. Kompetenzstreitigkeiten wären in einem solchen Fall völlig fehl am Platz. Allerdings zeigen die Katastrophenübungen immer wieder, dass es klare Entscheidungshierarchien geben muss. Am besten ist es natürlich, wenn diese schon rechtzeitig festgelegt sind, wobei derartige Einsatzpläne auch im Hinblick auf die jeweilige Gefahrenlage ständig aktualisiert werden sollten.

Mein persönlicher Eindruck ist, dass von den politisch Verantwortlichen in Deutschland der Rat der Rechtsmediziner nur allzu selten eingeholt wird. Ansprechpartner wäre in erster Linie der Präsident der Deutschen Gesellschaft für Rechtsmedizin, der am besten weiß, welcher Spezialist in unserem Fachgebiet für welche Frage am ehesten in Betracht kommt. Nach Abschluss eines konkreten Vorganges hören wir immer wieder, wie nützlich es doch war, einen erfahrenen Rechtsmediziner zur Seite gehabt zu haben. Dies gilt sowohl, um nur zwei Beispiele zu nennen, für die Freilegung der Massengräber auf dem Balkan als auch für die Identifizierung der Leichen (Tsunami-Opfer) nach der großen Flutwelle im Dezember 2004. Auf dem Balkan waren seinerzeit auch Mitarbeiter aus meinem Institut im Auftrag des Europäischen Gerichtshofes tätig. Dies lässt erkennen, dass wir Rechtsmediziner immer mehr in den Globalisierungsprozess eingebunden sind. Zudem wird das Verbrechen immer internationaler, wie auch einige Fälle zeigen, über die in diesem Buch berichtet wurde. Und da müssen wir natürlich bei der Organisation aller Maßnahmen zur Vorbeugung und Abwehr Schritt halten.

Für uns sind deshalb kollegiale Kontakte zu den Rechtsmedizinern in den übrigen Ländern Europas, aber auch zu unseren außereuropäischen Kollegen, äußerst wichtig. Dabei können wir auf einer soliden Basis vielfältiger Zusammenarbeit aufbauen. Besonders eng sind die Kontakte beim Berliner Institut für Rechtsmedizin z. B. nach Frankreich, da ich korrespondierendes Mitglied der französischen Gesellschaft für gerichtliche Medizin und Kriminalistik bin.

Ebenso unterhalten wir gute Beziehungen zu Kollegen aus osteuropäischen Ländern und arbeiten mit japanischen Rechtsmediziner hervorragend zusammen. Letzteres fand durch einen Empfang beim japanischen Kaiserpaar im Jahre 1999 seine Würdigung. Auch meine mehrjährigen Gastvorlesungen in den Vereinigten Arabischen Emiraten sind in diesem Zusammenhang zu nennen.

Unabhängig von den zunehmenden internationalen Verpflichtungen aufgrund der fortschreitenden Globalisierung werden unsere Aufgaben vor Ort nicht geringer. Das heißt, wir müssen, um den zukünftigen Aufgaben gerecht zu werden, auch institutionell gestärkt werden. Uns und unserem Fach ist nicht dadurch geholfen, dass immer mehr Menschen aus den unterschiedlichsten Fernsehbeiträgen die Arbeitsweise des Rechtsmediziners recht gut kennen.

Ich blicke auf fast 40 Berufsjahre zurück und kann sagen, dass ich eine sehr bewegende und interessante Zeit, geprägt durch umfangreiche Erfahrungen und ständiges Dazulernen, erlebt habe. Viele Kongressreisen ermöglichten mir, die Welt kennen zu lernen – Japan, Australien, China, Russland, darunter Sibirien, Thailand, Indonesien, um nur einige Länder zu nennen.

Sehr beglückend war für mich die Tätigkeit als Hochschullehrer – die Förderung und Forderung junger Menschen. Wenn ich demnächst nach Wiederbesetzung meines Berliner Lehrstuhls aus dem aktiven Dienst ausscheiden werde, kann ich mich wohl zu den Glücklichen zählen, die von sich behaupten dürfen: Meine Arbeit war nicht umsonst.

Ich möchte keinen Tag meiner beruflichen Tätigkeit missen und schließe mich meinem Wiener Amtskollegen Prof. Holczabek, der die Rechtsmedizin als ein herrliches Fach charakterisiert hat, vorbehaltlos an. Unter dem Titel »Belohntes Leben« habe ich vor Jahren die Lebenserinnerungen meines Malerfreundes Prof. Joachim-Carl Friedrich (1904-1987) herausgegeben. Die zwei Worte, die den Buchtitel bilden, können auch als Resümee über meinem Leben stehen. Ich hatte außerdem das Glück, in Zeiten des Friedens leben zu dürfen und in einem politischen System, in dem ich mich frei entfalten konnte, ohne mich verbiegen und ohne in die innere Emigration gehen zu müssen. Dafür bin ich meinem Schöpfer sehr dankbar.

Der Rechtsmediziner lässt nicht zuletzt im Hinblick auf die Opfer manches ungesagt, da die Würde des Menschen über den Tod hinausgeht. Diese Würde zu wahren, war stets auch mein Anliegen bei der täglichen Arbeit. Denn das Öffnen einer Leiche stellt nach wie vor einen Tabubruch dar, der zwar durch die Strafprozessordnung gerechtfertigt ist, aber stets gut begründet sein sollte.

Ich bin überzeugt davon, dass unsere Arbeit sehr wichtig ist, wichtig für den Rechtsfrieden und für die Rechtssicherheit in unserem Lande. Die Rechtssicherheit ist ein hohes Gut, dem sich verpflichtet zu fühlen höchste Anerkennung gebührt. Dies sage ich ganz bewusst den jungen Kolleginnen und Kollegen, die sich die Rechtsmedizin zu ihrer Lebensaufgabe gemacht haben.

Anhang

Universitätsprofessor Dr. med. Dr. h. c. Volkmar Schneider

Curriculum vitae

1940	am 21. Januar in Dessau geboren
1959	Abitur am mathematisch-naturwissenschaftlichen Gymnasium in Hildesheim
1959-65	Studium der Humanmedizin an der Freien Universität Berlin und am Universitätsklinikum Hamburg-Eppendorf
1965	Promotion zum Dr. med.
1967	Approbation als Arzt
seit Mai 1967	Wissenschaftlicher Assistent am Institut für Rechtsmedizin der Freien Universität Berlin
1974	Habilitation
1976	AH 5-Professur
1976-78	Vorsitzender des Fachbereichrates (Dekan/Prodekan) des Fachbereiches Grundlagenmedizin (Freie Universität Berlin)
seit 1982	Direktor des Landesinstitutes für gerichtliche und soziale Medizin Berlin
seit 1983	C4-Professur und Geschäftsführender Direktor des Instituts für Rechtsmedizin der Freien Universität Berlin
1994-96	Kommissarischer Leiter des Instituts für Forensische Psychiatrie der Freien Universität Berlin
1995-97	Vizepräsident der Freien Universität Berlin
1996	Ehrendoktorwürde der Semmelweis Universität Budapest
seit 2003	Direktor des Instituts für Rechtsmedizin der Medizinischen Fakultät »Charité – Universitätsmedizin Berlin«, Campus Benjamin Franklin und Campus Charité Mitte
2005	Verdienstorden der Bundesrepublik Deutschland, Ordensstufe Verdienstkreuz 1. Klasse (Erstauszeichnung)

Rechtsmedizinische Fachgesellschaften

- 1998-2004 Vizepräsident der Deutschen Gesellschaft für Rechtsmedizin (zuvor Sekretär)
- Ehrenmitglied der polnischen, ungarischen, tschechischen und lettischen Gesellschaft für Gerichtliche Medizin
- Korrespondierendes Mitglied der Französischen Gesellschaft für Rechtsmedizin

Ausgewählte Medaillen und Preise

- Purkynje Medaille
- Richard Kockel Medaille
- Semmelweis Medaille
- Preis des Bundes Deutscher Kriminalbeamter (BDK) »Goldene Kripo-Marke«

Herausgeber folgender wissenschaftlicher Zeitschriften

- Rechtsmedizin (Organ der Deutschen Gesellschaft für Rechtsmedizin) Springer Verlag Heidelberg
- Romanian Journal of Legal Medicine
- Legal Medicine – International Journal of the Japanese Society of Legal Medicine

Anmerkungen

Vorwort

1 Dieser Fall wird in dem Band »Verbrecher, Opfer, Tatorte - Kriminelles aus Berlin«, herausgegeben von Peter Brock (Jaron Verlag 2004), dargestellt. Aber auch in dem Buch des Kriminaldirektors Horst Brandt »Jenseits vom Tatort – Authentische Kriminalfälle« (Militzke Verlag, Leipzig 2003) sind viele Fälle beschrieben, die wir in den vergangenen Jahren bzw. Jahrzehnten hier am Berliner FU-Institut zu bearbeiten hatten.
2 Volkmar Schneider: Farbatlas der Rechtsmedizin, Fischer Verlag, Stuttgart 1991.

FU-Student wird von Polizeikugel tödlich getroffen

1 Berliner Zeitung, 3.6.1967.
2 Gemeint sind 50 Angehörige des Persischen Geheimdienstes Savak.
3 Seit dem 1. Januar 1995 ist es Teil des Landesinstituts für gerichtliche und soziale Medizin.
4 Abendblatt, 3.6.1967.
5 Der Tagesspiegel, 16.6.1967.
6 Blessing-Verlag, München 2002.

Der mysteriöse Tod des Dutschke-Attentäters Josef Bachmann

1 Zit. nach: http://www.rbb-online.de/_/zurperson/archiv_jsp.html (letzter Zugriff 20.5.2005).
2 Bekannt wurde der Anwalt Horst Mahler vor allem durch die Verteidigung von Andreas Baader, Gudrun Ensslin und anderen RAF-Mitgliedern. Vorher im SDS und der APO organisiert, war er ab 1970 selbst Mitglied der RAF. Nach seiner Festnahme wurde er anwaltlich vom heutigen Innenminister Otto Schily vertreten. Nach seiner vorzeitigen Haftentlassung 1980 wurde er 1987 wieder als Anwalt zugelassen. 1990 trat er der NPD bei und vertrat diese in den Verbotsverfahren. 2003 verlies er die NPD nach Einstellung des Verfahrens. Im November 2003 gründete Mahler einen »Verein zur Rehabilitierung der wegen Bestreitens des Holocaust Verfolgten«, dem eine Reihe bekannter Holocaustleugner angehören. Mahler vertritt seit seiner Wandlung vom Links- zum Rechtsextremisten antisemitische Positionen. Im Februar 2004 musste er sich wegen Volksverhetzung vor dem Berliner Landgericht verantworten. Grund war ein im Oktober 2000 publizierter Aufruf zum »Aufstand der Anständigen«, in dem unter anderem das Verbot der jüdischen Gemeinden in Deutschland, die Ausweisung aller Asyl-

bewerber, »aller arbeitslos gewordenen Ausländer« gefordert wurden. Mahler wurde zudem vorgeworfen, dass im September 2002 mit seiner Billigung in der Parteizentrale der NPD in Berlin-Köpenick ein Schriftstück an Journalisten verteilt worden war, in dem der Hass gegen Juden als »etwas Normales« bezeichnet wurde. 2002 verurteilte das Amtsgericht Mainz den Anwalt zu einer Geldstrafe, weil er den Terror des 11. September begrüßt hatte. Das Amtsgericht Tiergarten erteilte ihm am 8. April 2004 ein vorläufiges Berufsverbot, weil er während des Prozesses den Richtern, Schöffen und dem Staatsanwalt die Todesstrafe nach dem »Reichsstrafgesetzbuch« angedroht und sich wieder antisemitisch geäußert hatte.

Todesursache: Kopfdurchschuss – Der Fall Georg von Rauch

1 In den 70er Jahren umstrittene Bezeichnung für die Rote Armee Fraktion (RAF) aufgrund ihrer führenden Mitglieder Andreas Baader und Ulrike Meinhof.

2 Der Name der Bewegung bezieht sich auf den Todestag Benno Ohnesorgs am 2. Juni 1967.

3 Der Tagesspiegel, 7. 2.1971.

4 Sie habilitierte später mit einer Arbeit über den »Sturz aus großer Höhe« und machte sich in den folgenden Jahren als forensische Serologin einen Namen.

Ein Skandal in der Berliner Polizeigeschichte?

1 Bild, 5.2.1971.

Die Rache für den »Bloody Sunday«?

1 Maßnahme der nordirischen Regierung unter Brian Faulkner zur Bekämpfung irisch-republikanischer Guerillatruppen (insbesondere der IRA) die katholischen Bewohner der Provinz ohne konkreten Verdacht zu internieren. International stieß dieses Vorgehen auf heftige Kritik.

2 Nach Angaben der Armee wurde zuerst aus den Reihen der Demonstranten geschossen. Das steht in deutlichem Widerspruch zu Aussagen von Teilnehmern des Protestzuges sowie zur Tatsache, dass viele Demonstranten durch Schüsse von hinten getroffen wurden und kein Soldat verletzt wurde. Bis heute unklar ist, warum Fallschirmjäger zum Einsatz kamen, die für eine polizeiliche Absicherung nicht ausgebildet und auch nicht geeignet waren.

Wer ermordete Ulrich Schmücker?

1 Rowohlt Verlag, Reinbek bei Hamburg 2002.
2 Dieser ist seit 1994 Chefredakteur des Nachrichtenmagazins »Der Spiegel«.
3 Philipp Heinisch hat später seinen Beruf als Anwalt aufgegeben. Er hat sich ganz der Karikatur verschrieben. Ihm verdanke ich zwei großformatige Zeichnungen, die im Institut ihren Platz gefunden haben.

Der Mord am höchsten Richter Berlins

1 Ein Tag vor dem Mord an Günter von Drenkmann stirbt der in Wittlich inhaftierte RAF-Terrorrist Holger Meins an den Folgen eines Hungerstreikes.
2 Siehe dazu auch Fußnote 2 , im Kapitel »Der mysteriöse Tod des Dutschke-Attentäters Josef Bachmann«.

Liquidation auf Mielkes Befehl?

1 Zit. nach: http://www.ddr-im-www.de/Aktuelles/Urteile/130300.htm (letzter Zugriff 25.5.2005).
2 8.11.1999.
3 Ebd.
4 Ebd.
5 Ebd.
6 19.11.1999.
7 Urteil d. LG Berlin, AZ: (531) 25 Js 2/97 – Ks – (8/97), Bl. 80.

Berlins »Schwangere Auster« stürzt ein

1 Zit. nach: http://www.hkw.de/de/hkw/gebaeude/architektur/index.php (letzter Zugriff 25.5.2005).
2 Ebd.
3 Der deutsche Architekt kann auf langjährige Erfahrungen im Leichtbau und mit zugbeanspruchten Konstruktionen zurückblicken. Die Dachkonstruktionen für das Olympiastadion in München gehen auf seine Entwürfe zurück.
4 Zit. nach: http://www.hkw.de/de/hkw/gebaeude/architektur/index.php (letzter Zugriff 25.5.2005).

Der Tod Klaus-Jürgen Rattays – Absicht oder Unfall?

1 Aktionen gegen den Missstand, dass einerseits Wohnungen leer standen, andererseits Wohnungsknappheit herrschte
2 Lummer, der auch »Klein-Napoleon« aufgrund seines kleinen Wuchses genannt wurde, galt während seiner Innensenatorzeit als »Mann fürs Grobe«. Fakt ist seine höchst kon-

servative Einstellung, wie einige seiner Bücher vermuten lassen (z. B.: Standpunkte eines Konservativen (1987), Asyl. Ein mißbrauchtes Recht, Ullstein-Report, Deutschland soll deutsch bleiben. Kein Einwanderungsland – kein Doppelpaß – kein Bodenrecht. Hohenrain, 1999). Er ist Ehrenvorsitzender von »Die Deutschen Konservativen e.V.«.

3 Polizeiangaben zit. nach: http://miklas.bad-hosting.com/22.9.81/25.html (letzter Zugriff 25.5.2005).

4 So trägt z. B. das Institut in Heidelberg den Namen »Institut für Rechtsmedizin und Verkehrsmedizin«.

Von der Stasi unterstützt – Terroranschlag auf das »Maison de France«

1 Von Wilfried Böse und Johannes Weinrich gegründete militante linksgerichtete und autonom operierende Organisation in den 1970er bis 1990er Jahren, die eine dezentrale Struktur aufweist (guerilla diffusa). Die Mitglieder der »revolutionären Zellen« wollten, im Gegensatz zur RAF, nicht aus dem Untergrund heraus operieren, sondern legal arbeiten und leben. Zu Anschlägen bekannten sie sich nicht, da man gleichzeitig auch legal politisch aktiv sein wollte. Diese Vorgehensweise der »Feierabendterroristen«, wie sie auch bezeichnet wurden, schützte sie lange vor Zugriffen von Seiten des Staates

2 Aktualisierte Online-Version des Artikels in Heiner Timmermann (Hg.): Diktaturen in Europa im 20. Jahrhundert - Der Fall DDR, Berlin 1996. Zit. nach: www.extremismus.com (letzter Zugriff: 25.5.2005).

3 Ebd.

4 Zit. nach: http://www.jura.uni-sb.de/Entscheidungen/Bundesgerichte/BGH/strafrecht /bgh89-01.html (letzter Zugriff 25.5.2005).

Der ehemalige Boxstar im Alkoholrausch – Bubi Scholz erschießt seine Frau

1 Zu den Lebensdaten vgl. das 1978 erstmals erschienene Buch: Bubi Scholz: Der Weg aus dem Nichts, Fischer Verlag, Frankfurt a. M. 2001.

2 Ebd.

3 Heft 6/2001.

Libyscher Terror in Deutschland – Der Anschlag auf die Diskothek »La Belle«

1 Auch Golf von Sidra, gemeint ist der Mittelmeerteil vor der Nordküste Libyens, wo die Kampfhandlungen mit den USA stattgefunden haben.

2 Plastiksprengstoff, neben kommerziellen Sprengungen auch für militärische Zwecke genutzt, bevorzugt auch von Terrorgruppen verwendet, da er leicht zu erwerben und vergleichsweise kostengünstig ist

3 Der Spiegel, 37/2004.

Wann starb Beate Matteoli, die Adoptivtochter von Lotte und Walter Ulbricht?

1 Zit. nach: http://www.mdr.de/exakt/archiv/657079.html (letzter Zugriff 1.6.2005).
2 23.8.2004.
3 Siehe hierzu auch: Lotte Ulbricht: Mein Leben. Selbstzeugnisse, Briefe und Dokumente, Verlag Das Neue Berlin, Berlin 2003.
4 Zit. nach: http://www.mdr.de/exakt/archiv/657079.html (letzter Zugriff 1.6.2005).
5 Ebd.

Das Mykonos-Attentat

1 Partei der im Iran lebenden kurdischen Minderheit;
Die Kurden, zur iranischen Sprachgruppe gehörend, müssen auch im Iran um ihre kulturelle Autonomie kämpfen. Obwohl der kulturelle und sprachliche Unterschied im Iran nicht so gegensätzlich ist wie zwischen dem türkischen (Turksprache) und arabischen (semitische Sprachgruppe) Kulturkreis, resultiert der Konflikt nicht nur aus dem Unabhängigkeitsstreben der Kurden gegen den staatlichen Zentralismus und die Unterdrückung der kurdischen Sprache. Er ergibt sich auch aus dem beträchtlichen religiösen Gegensatz zwischen den schiitischen Iranern und den sunnitischen Kurden. Dieser Gegensatz spielt besonders unter dem Mullah-Regime, von dem sich die Kurden anfangs sogar Autonomie versprochen hatten, eine große Rolle.
2 Der Tagesspiegel, 20.4.2004.

Flugunfall bei der Flugschau in Johannisthal

1 Zit. nach: Berliner Kurier, 11.9.1995.

33 Stunden Suche nach den Opfern – Explosionsunglück in Berlin

1 Zit. nach: http://www.rettungshundeimdrk.de/rhs_city/Stamm_City/einsaetze/19980804/bericht
2.htm (letzter Zugriff 1.6.2005).
2 Ebd.
3 Berliner Zeitung, 6.8.1998. Zit nach: http://www.berlinonline.de/berliner-zeitung/archiv/.bin/dump.fcgi/1998/0806/lokales/0111/index.html (letzter Zugriff 1.6.2005).
4 Zit. nach: http://www.rettungshunde-im-drk.de/rhs_city/Stamm_City/einsaetze/19980804/ bericht2.htm (letzter Zugriff 1.6.2005).
5 Ebd.
6 Der Tagesspiegel.

War es wirklich Notwehr? –

Die Todesschüsse am israelischen Generalkonsulat

1 Israelischer Auslandsgeheimdienst, in seinen Strukturen und Vorgehensweisen vergleichbar mit dem US-amerikanischen Geheimdienst CIA

2 Abdullah Öcalan wurde am 29. Juni 1999 in der Türkei wegen mehrfachen Mordes und Landesverrats zum Tode verurteilt. Durch Aufhebung der Todesstrafe in Friedenszeiten wurde das Urteil in lebenslange Zuchthausstrafe umgewandelt. Er sitzt seitdem in Isolationshaft auf der Gefängnisinsel Imrali im Mittelmeer.

3 Zit. nach: http://www.rbbonline.de/_/kontraste/beitrag_jsp/key=rbb_betrag_1259288.html (letzter Zugriff 25.5.2005).

4 Wachsende Zweifel an israelischer Notwehrsituation, Berliner Zeitung 3.3.1999.

5 Zit. nach: http://www.rbb-online.de/_/kontraste/beitrag_jsp/key=rbb_beitrag_1259288.html (letzter Zugriff 25.5.2005).

6 Israel bleibt bei seiner Notwehr-These, außer einem Warnschuss, so gegenüber der Zeitung »Die Welt« am 4. März 1999, seien keine gezielten Schüsse in die Menge abgegeben worden. Die »Welt« vom 8. März1999 berichtet von Vorwürfen israelischer Diplomaten gegen die Berliner Polizeiführung, sie seien an einer korrekten Aufklärung des Falles nicht interessiert. Führende Politiker, wie bspw. Renate Kühnast zweifelten erneut an der Notfallthese. Die Israelis befürchten aufgrund dieser Haltung weltweite Vergeltungsaktionen der PKK, vgl. auch: Bedenken in Israel wegen Berliner Ermittlungen, Die Welt 4.3.1999; Vorwürfe aus Israel gegen die Berliner Polizei, Die Welt 8.3.1999; Israelis: Berliner wollen keine Aufklärung, taz 8.3.1999.

7 Zit. nach: http://www.rbb-online.de/_/kontraste/beitrag_jsp/key=rbb_beitrag_1259288.html (letzter Zugriff 25.5.2005).

8 Zit. nach: http://www.nadir.org/nadir/initiativ/azadi/berlin/2001/01.html (letzter Zugriff 25.5.2005).

9 Zit. nach: http://www.rbb-online.de/_/kontraste/beitrag_jsp/key=rbb_beitrag_1259288.html (letzter Zugriff 25.5.2005).

10 Ebd.

»Eine Täterin – viele Schuldige«

1 Berliner Zeitung, 9.1.2002.

2 Ebd.

3 Ebd.

4 Zit. nach: Die Welt, 10.1.2002.

5 Ebd.

6 Zit. nach: Berliner Zeitung, 21.2.2003.

7 Ebd.

8 Zit. nach: Der Tagesspiegel, 25.9.2004.

9 Zit. nach: Berliner Zeitung, 30.9.2004.

Das Röntgenbild führte zur richtigen Spur

1 16.8.2003. Dort ist die Geschichte über den Tod von Fritz Schulz vollständig nachzulesen.

Die Toten vom Strausberger Platz

1 Osteologie: Lehre von den Knochen

2 Berliner Zeitung, 12.9.2002.

Er bezahlte mit seinem Leben – Der Tod des SEK-Beamten Roland Krüger

1 Die Welt, 14.4.2004.

2 11.10.2003.

3 Zit. nach: Berliner Zeitung, 11.10.2003.

4 Ebd.

5 Ebd.

6 Berliner Zeitung, 18.3.2004.

7 Ebd.

8 Ebd.

9 Der Tagesspiegel.

Der Sprung in den Tod

1 Der Tagesspiegel, 30.8.2003.

2 Bei diesen Berichten handelt es sich zum Teil um Einzelfalldarstellungen, zum Teil aber auch um Übersichtsarbeiten. Und so hat sich auch die Serologin am Institut für Rechtsmedizin der Freien Universität Berlin, Frau Dr. Maike Smerling, mit einer Arbeit über dieses Thema habilitiert. Über den Sturz ist ebenfalls nachzulesen in der mir zum 65. Geburtstag gewidmeten Festschrift: Der Sturz – Morphologie, Forensische Begutachtung. Fallbeispiele, hrsg. v. Dr. Britta Bockholdt, Dr. Edwin Ehrlich.

3 4/2005.

Die verdrängte Schwangerschaft

1 Zit. nach: Der Tagesspiegel, 30.11.2004.

2 Zit. nach: Der Tagesspiegel.

3 Zit. nach: Der Tagesspiegel.

Schlussbemerkungen

1 In einem Beitrag für das Archiv für Kriminologie habe ich mich selbst unlängst zu diesem Thema geäußert, Archiv für Kriminologie 210, Heft 5, 6, 2002, S. 167 ff.

2 Kongressbeitrag ISALM, Osaka 1996.

Bildnachweis

Archiv Autor: S. 37, 80, 84, 85, 87, 90, 98, 114, 115, 154, 155, 189; Archiv Freie Universität Berlin: S. 31; Archiv Institut für Rechtsmedizin der Charité: S. 22, 44, 53 (2), 54, 55, 63, 68, 81, 109, 157, 182, 187, 188; Berliner Mordkommission: S. 130; nach Berliner Morgenpost: S. 165; Bild – Berlin, 8. November 1978: S. 78; dpa, Frankfurt am Main: S. 135, 169, 106, 107; Farr, Thomas / Archiv Institut für Rechtsmedizin der Charité : Umschlagbild Volkmar Schneider; Heinisch, Phillip: S. 75; Schumann, Frank: Lotte Ulbricht. Mein Leben, Das Neue Berlin 2003, S. 68: S. 143, S. 209: S. 146; Ullstein - Henschel: S. 18 (2); Ullstein - Dannenbaum: S. 18; Ullstein - dpa: S. 16, 151; Ullstein – Stark-Otto: S. 62, 66; Ullstein-Hampel: S. 163; Unterharnscheidt, F.: Festschrift für Prof. Volkmar Schneider, 2005: S. 126; Zukunft von Anfang an, dahlem university press 2004: S. 26

Trotz größter Sorgfalt ist es uns nicht in allen Fällen gelungen, zu den Abbildungen den Rechteinhaber zu ermitteln. Berechtigte Ansprüche werden über die üblichen Vereinbarungen abgegolten.

Für alle Hauptstadttouristen, Urberliner und Zugezogene
– der »Unterwelt« – Guide durch die Metropole!
Ein kriminalhistorischer Streifzug durchs »Miljö«, die Straßen
und Hinterhöfe Berlins in der ersten Hälfte des 20. Jahrhunderts.

Regina Stürickow

Mörderische Metropole Berlin

Authentische Kriminalfälle

ISBN 978-3-386189-652-4
8,90 € [D]

*»Ein faszinierendes, aber eher blutrotes als goldenes
Bild der zwanziger Jahre.«*
Welt am Sonntag

»Der Leser wird mit einer weniger bekannten Seite der NS-Zeit konfrontiert.«
Das Parlament

»Anekdotenreicher kriminalistischer Blick ... lässt schaudern.«
Rheinischer Merkur

»Gelungene Verbindung von Verbrechergeschichten und Sozialgeschichte«
taz

»Detailreich rekonstruiert«
Berliner Zeitung

www.militzke.de